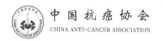

中国抗癌协会
CHINA ANTI-CANCER ASSOCIATION

机器人外科

中国肿瘤整合诊治技术指南（CACA）

CACA TECHNICAL GUIDELINES FOR HOLISTIC INTEGRATIVE MANAGEMENT OF CANCER

2023

丛书主编：樊代明

主　编：陈孝平　张　旭　郑民华

　　　　孟元光　王锡山　何建行

U0244933

天津出版传媒集团

天津科学技术出版社

图书在版编目(CIP)数据

机器人外科 / 陈孝平等主编. -- 天津 : 天津科学
技术出版社, 2023.7
("中国肿瘤整合诊治技术指南(CACA)"丛书 /
樊代明主编)
ISBN 978-7-5742-0906-0

Ⅰ.①机… Ⅱ.①陈… Ⅲ.①机器人技术－应用－肿
瘤－外科手术 Ⅳ.①R730.56-39

中国国家版本馆CIP数据核字(2023)第039753号

机器人外科
JIQIREN WAIKE
策划编辑：方　艳
责任编辑：张建锋
责任印制：兰　毅
出　　版：天津出版传媒集团
　　　　　天津科学技术出版社
地　　址：天津市西康路35号
邮　　编：300051
电　　话：(022)23332390
网　　址：www.tjkjcbs.com.cn
发　　行：新华书店经销
印　　刷：天津中图印刷科技有限公司

开本787×1092　1/32　印张8.75　字数135 000
2023年7月第1版第1次印刷
定价：102.00元

编委会

丛书主编
樊代明

主　编
陈孝平　张　旭　郑民华　孟元光　王锡山　何建行

副主编（以姓氏拼音为序）
艾　星　陈　椿　崔　飞　丁则阳　傅　斌　高　宇
李鹤成　李立安　李太原　罗清泉　马　鑫　王　东
吴　鸣　许剑民　杨　雯　叶明侠　袁维堂　臧　潞
张春芳　张万广　赵永亮

编　委（以姓氏拼音为序）
陈海鹏　陈路遥　陈文斌　陈志强　程龙伟　池　畔
池诏丞　崔　博　杜晓辉　冯青阳　韩丁培　韩方海
何国栋　何子锐　胡接平　胡　侃　黄　睿　黄学锋
贾宝庆　孔大陆　李　凡　李剑涛　李树本　李曦哲
李向楠　李小荣　李永翔　李　震　梁恒瑞　刘奎杰
刘霄强　罗光恒　史涛坪　苏国强　孙学军　孙　洵
汤庆超　唐　波　童卫东　屠世良　汪　朔　王　峰
王光锁　王贵玉　王　康　王　龙　王少刚　韦　烨
魏正强　相　弼　熊德海　徐国兵　徐俊楠　徐　明
徐万海　许　顺　杨浩贤　杨铁军　杨熊飞　姚宏亮

余佩武　曾　浩　翟　炜　张　成　张　森　张　弢
张　卫　张小桥　张占国　赵高平　赵　任　钟　森
周岩冰　朱庆国

目录 Contents

第四章　机器人辅助腹腔镜妇科肿瘤手术 ………085

第一章

机器人辅助腹腔镜下
肝切除术手术技术指南

一、总论

机器人微创手术是当代外科技术发展的重要趋势。为推动机器人肝切除术的规范发展，保障医疗安全和疗效，特制定本手术技术指南，希望对即将开展或正在开展机器人肝切除术的外科医师提供指导和帮助。

二、总原则

（一）技术特点

手术机器人系统由视频成像系统及显示屏、机械臂系统、医生操控台3部分组成（图1-1）。目前国内的手术机器人以达芬奇（da vinci）外科手术系统为主，已更新至第4代Xi系统。相较第3代达芬奇Si系统及更早版本，第4代达芬奇Xi系统的机械臂体积小，重量轻，安装更为便捷；配备了可旋转吊臂（boom），移动范围更大，基本覆盖整个腹部，一次定位连接即可进行多个区域的手术。达芬奇Si系统及更早版本的机械臂分为1条专门的镜头臂（配合12 mm Trocar，用于安装镜头）和3条通用的操作臂（配合8 mm Trocar，用于安装手术器械）；达芬奇Xi系统对镜头也进行了轻量化设计，配合8 mm Trocar，可安装于任意一条机械臂，调整手术视野更方便。

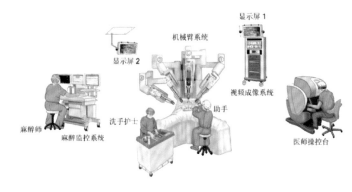

图1-1　手术机器人系统图示

（二）机器人手术系统有如下技术优势

（1）成像系统为术者提供10倍放大的高清三维图像，赋予手术视野真实的纵深感。

（2）机器人手术器械具有独特的可540°旋转腕结构，使操作更灵活，在狭小空间内的手术尤具优势，在肝切除术中，使肝门解剖更便捷、肝后下腔静脉旁间隙解剖更安全、胆道及血管吻合重建更灵活、常规腹腔镜显露困难的肝段如S7和S8段切除更容易。

（3）机器人计算机系统自动滤除术者动作中的不自主颤动，使操作更稳定。

（4）手术中主刀可长时间坐姿操作，较腹腔镜能够减少手术医师的疲劳。

（5）行肝切除术时，第3机械臂可以根据术者意愿提供持续而稳定的牵拉，台旁助手往往仅需操作一个辅助孔。

（三）机器人手术系统在当前亦有一定的劣势

（1）机器人系统较之腹腔镜劣势在于缺少力和触觉反馈，仅依靠术者视觉判断牵拉张力（"视觉反馈"），在初学者容易导致组织损伤。

（2）每次手术安装床旁机械臂及术中变换体位需要额外时间。手术时长长于腹腔镜手术。

（3）手术费用较高。目前多家国产机器人已进入临床试验和实际应用阶段，有望缓解这一问题。

（4）目前已开发的机械臂可操控的肝实质离断工具少于腹腔镜手术和开腹手术。

（5）荧光视频成像系统尚在研发中，腹腔镜下常用的ICG荧光染色实时定位切除边界在机器人肝切除中目前尚难进行，但美兰染色标记边界在机器人肝切除中是可行的。

一项前瞻性队列研究显示，在BCLC A级的肝细胞癌病人中行机器人肝切除术与行腹腔镜和开放手术相比，术后并发症发生率，长期无复发生存率和总体生存率均相当，而行机器人肝切除术和腹腔镜肝切除术病人的术后住院时间均短于开放手术病人。

开展机器人肝切除手术前，应完成机器人手术操作基础培训课程并取得相应资格证书，还应针对机器人肝切除手术进行一定的专门培训。研究显示，掌握机器人肝切除术的主要技术，达到学习曲线的第一个平台期，需要手术病例30例。既往的腹腔镜肝脏手术经验有助于进一步缩短机器人手术的学习时间，但腹腔镜手术经验对于机器人辅助手术的学习并非必要条件。另一项回顾性多中心研究显示，行大范围肝切除（右半肝）时，机器人肝切除较腹腔镜肝切除具有更低的中转开腹率，然而这一组间差异在剔除掉各中心在腹腔镜学习曲线中的病人数后迅速降低，提示相较传统腹腔镜，机器人手术的学习难度稍低。

三、基本要求

（一）机器人辅助腹腔镜下肝切除术适应证

（1）肝脏恶性肿瘤包括原发性肝癌、继发性肝癌及其他少见的肝脏恶性肿瘤。

（2）良性肿瘤包括有症状或直径超过10 cm的海绵状血管瘤、腺瘤、有症状或随访时增大的局灶性结节增生、肝棘球蚴病等囊性疾病。

（3）需要肝切除的肝内胆管结石等。

（4）需要肝切除的联合脏器切除术。

（二）机器人辅助腹腔镜下肝切除术的禁忌证

1.绝对禁忌证

（1）不能耐受全身麻醉，如严重的心、肺、肝等主要脏器功能不全，恶病质，大量腹腔积液，活动性出血或休克等。

（2）严重凝血功能障碍。

（3）妊娠期病人。

（4）腹盆腔内广泛转移、机器人手术系统下清扫困难。

（5）BMI>40的重度肥胖者（目前尚无加长的机器人手术穿刺器及手术器械）。

2.相对禁忌证

（1）二次或多次手术腹腔内粘连难以分离显露病灶。

（2）病灶紧贴或直接侵犯大的脉管；如紧贴第一、第二或第三肝门，影响显露和分离；肝门受侵难以用机器人手术完成。

（3）大于10 cm的外生型恶性肿瘤性病灶由于术中引起医源性破裂风险较高，为相对禁忌。

四、准备

（一）术前评估

（1）病人一般状况的评估：无明显心、肺、肾等重要脏器功能障碍，无手术禁忌证。术前肝功能及肝储备功能评估流程与开腹肝切除术相同。

（2）局部病灶的评估：分析影像学（主要是超声、CT和MRI）资料，了解局部病灶是否适宜行机器人肝脏切除术。对于恶性肿瘤，还需明确脉管内有无癌栓及肝外转移。计算切除及剩余肝脏体积，评估肝切除的安全性。

（二）麻醉方式

气管内插管全身麻醉最常用，全身麻醉复合硬膜外麻醉亦是选项。

（三）手术器械

1.机器人手术器械

为机械臂配套机械。包括：8 mm金属穿刺器、十字校准器、超声刀、无损伤抓钳、Maryland双极电凝钳或Fenestrated无损伤双极电凝钳、抓持牵开器、大号针持、单极电剪、施夹器（hem-lock 夹）。由于目前机器人手术费用较高，且在绝大多数医院机器人手术器械为单独收费，为在保证手术安全的前提下尽量节约成本，推荐使用超声刀，Maryland 双极电凝钳或 Fenestrated 无损伤双极电凝钳二选一，大号针持作为各机械臂常用器械。其余器械酌情使用。

2.腹腔镜器械

为助手使用。包括5~12 mm 套管穿刺器、分离钳、心包抓钳、剪刀、施夹钳及钛夹、可吸收夹、一次性取物袋、内镜下切割闭合器、术中超声、负压吸引器等。

3.其他

术者根据医院自身条件及个人习惯选用机器人和腹腔镜器械搭配使用。

（四）机器人系统准备

（1）机器人系统开机自检。

（2）检查器械是否齐全，功能是否良好。应特别注意检查机械臂运动是否灵活，专用器械的可转腕有无活动受限，剪刀、抓钳等是否正常开合。

（3）机械臂安装专用的一次性无菌套。

（4）达芬奇 Si 系统及更早版本系统的机器人专用镜

头连接光源，白平衡，对焦以及三维校准确认后，应在热水（不宜超过55℃）中加温，防止起雾。而达芬奇Xi系统的镜头为自动白平衡、自动对焦及三维校准，同时头端有加温功能，需提前打开光源。

（5）注意调整手术台四周及上方设备，妥善固定各设备供电传输线路，避免影响机械臂运动。

（6）若在手术过程中发生机械臂活动相互磕碰，可以及时地对机械臂位置进行适当的调整。

（7）术者可以通过调整控制台上的人体工程学调节按钮，调整主操控台的目镜高低和倾斜角度、手臂支撑架的高度。

五、手术术式

目前文献报道的机器人肝切除手术术式已涵盖各种经典半肝、肝段和肝叶切除术式，另有机器人联合肝脏及其他脏器切除如机器人肠癌肝转移同步切除、机器人半肝-胰十二指肠切除、机器人ALPPS及机器人活体肝移植供肝切除等报道。

六、中转开腹的指征

机器人肝切除过程中出现如下情况需中转开腹或转为常规腹腔镜手术。

（1）术中出现难以控制的大出血，短期内出血量>800 ml。

（2）病人出现难以耐受气腹表现。

（3）如术中探查发现病灶显露困难，病灶较大预计切除困难，或恶性肿瘤术中出现破裂风险高。

（4）机器人设备机械故障。

七、各论

手术过程

（一）机器人肝局部切除术

1.手术体位、操作孔布局

①手术体位，采取平卧位或分腿位等，头高足低，左肝局部切除病人行平卧位或人字位，右肝局部切除病人呈30°左侧卧位（右侧抬高），以便右肝游离。②操作孔布局，观察孔置于脐周，操作孔位置依拟切除的病灶所处位置而定，一般情况下病灶与左操作孔、右操作孔位置连线呈"C"形排列，镜孔与操作孔间距8 cm以上（图1-2）。床旁机械臂从头侧推入。建议气腹压维持在12~14 mmHg（1 mmHg=0.133 kPa）。

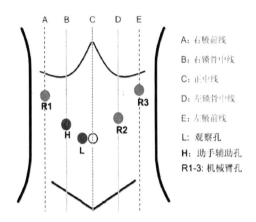

A：右腋前线

B：右锁骨中线

C：正中线

D：左锁骨中线

E：左腋前线

L：观察孔

H：助手辅助孔

R1-3：机械臂孔

图1-2 机器人肝局部切除术操作孔布局示意图

2.手术步骤

（1）探查及游离肝脏。先离断肝圆韧带、镰状韧带，然后根据病灶部位游离肝脏。病灶位于肝脏S2段，靠近左三角韧带和冠状韧带，需离断三角韧带和冠状韧带；病灶位于右后叶者，需离断肝肾韧带、右三角韧带及部分右冠状韧带，以充分显露病灶。

（2）术中超声。肝切除中，术中超声（IOUS）非常重要。借助术中超声可以发现术前遗漏病灶；进一步明确肿瘤部位、边界、有无子灶、了解与周围管道关系及切线上血管走行；有助于确定并标记预切线。

（3）离断肝实质。若肿瘤位于表面，距肿瘤边缘1~

2 cm标出预切线；若肿瘤位于深部，从肝表面垂直切入很困难，需设计好切线，确保离断时有良好的视野、基底部有足够的切缘。采用超声刀等断肝器械离断肝实质，离断时保持好方向，必要时术中超声引导确保基底部切缘，遇较大的管道组织，结扎夹或钛夹夹闭后再切断。为了减少肝脏断面的出血，可采用低中心静脉压技术。

（4）肝断面处理。完整切除病灶后肝断面彻底止血，渗血可用双极电凝或氩气喷凝止血，活动性出血或胆漏宜采用4-0~5-0无损伤缝线缝合止血。肝断面可覆盖止血材料，放置腹腔引流管。

（5）标本的取出。标本装入一次性取物袋中，小的标本直接扩大Trocar孔切口取出，大的标本可于下腹部另做横切口或从肋缘下的2个穿刺孔连线做切口取出。

（二）机器人肝左外叶切除术

1. 手术体位、操作孔布局

①手术体位，采取平卧或分腿位等体位，头高足低。②操作孔布局如图3，观察孔置于脐旁；操作孔间隔8 cm以上；助手孔位于观察孔和2号臂连线中点偏下方。床旁机械臂从头侧推入。

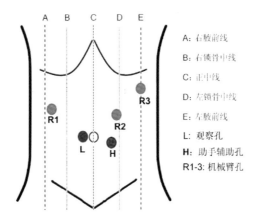

亦可以4孔法布孔。撤除机械臂3，机械臂2（R2）布孔于左腋前线（图1-3 R3处），助手辅助孔（H）布孔于图3 R2处。

A：右腋前线

B：右锁骨中线

C：正中线

D：左锁骨中线

E：左腋前线

L：观察孔

H：助手辅助孔

R1-3：机械臂孔

图1-3　机器人肝左外叶切除术操作孔布局示意图

2.手术步骤

（1）探查及肝脏游离。用超声刀依次离断肝圆韧带、镰状韧带、左三角韧带和左冠状韧带。若左三角韧带内有较大的血管，夹闭后再切断。

（2）肝实质离断。沿肝圆韧带及镰状韧带左侧缘开始，用超声刀离断肝实质，从足侧向头侧由浅入深，逐步进行。将2，3段Glisson鞘上下方肝组织离断以显露2，3段Glisson分支。肝实质离断遇较粗大的管道，

Hem-lock夹、钛夹或可吸收夹等夹闭后再予切断。

（3）离断2，3段Glisson蒂。经右侧助手孔置入直线切割闭合器，一并闭合切断2，3段Glisson蒂；亦可分别夹闭2，3段Glisson分支后切断。

（4）显露及离断肝左静脉。继续向肝左静脉根部方向离断肝实质，将肝左静脉上下方肝组织离断，显露肝左静脉根部，以直线切割闭合器离断肝左静脉或Hem-lock夹夹闭后切断。至此肝左外叶完全切除。

（5）肝断面处理及引流。冲洗断面，可使用电凝或氩气喷凝止血，确认无明显出血和胆漏后，于肝断面下放置引流管1根自穿刺孔引出体外。

（6）标本的取出。将切除标本用一次性取物袋装好，标本经耻骨上小切口或延长脐孔取出。

（三）机器人左半肝切除术

1.手术体位、操作孔布局

①手术体位，采取平卧或分腿位等体位，头高足低。②操作孔布局（图1-4）：观察孔置于脐右侧，操作孔与观察孔间隔8 cm以上，助手孔位于观察孔和1号臂及2号臂连线中点偏下方。床旁机械臂从头侧推入。

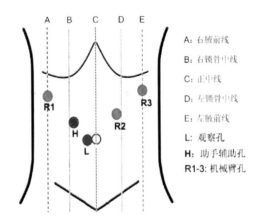

A: 右腋前线
B: 右锁骨中线
C: 正中线
D: 左锁骨中线
E: 右腋前线
L: 观察孔
H: 助手辅助孔
R1-3: 机械臂孔

图1-4　机器人左半肝切除术操作孔布局示意图

2.手术步骤

（1）探查及肝脏游离。首先离断肝圆韧带和镰状韧带，切断左冠状韧带、左三角韧带，游离肝左叶。

（2）解剖第一肝门。经3号机器臂置入抓钳将方叶向头侧抬起，显露第一肝门。经1号、2号臂插入双极电凝钳及超声刀，依次解剖出肝左动脉、门静脉左支，分别用Hemlock夹夹闭，可见左半肝呈缺血改变。不建议在肝外分离左肝管，可在离断左肝蒂时处理左肝管。

（3）第二肝门显露。若肝左静脉与肝中静脉在肝外汇合，可在肝外解剖肝左静脉的主干。如果左肝静脉游离困难，不必强求肝外解剖，待肝实质离断至左肝静脉根部时，在肝内处理。

（4）肝实质离断。沿缺血线标记预切线。以超声刀及双极电凝离断肝实质。离断面是肝表面缺血线、肝中静脉左缘、下腔静脉构成的平面。肝实质离断遇较粗大的管道，Hemo-lok 夹、钛夹或可吸收夹等夹闭后再予切断。

（5）左肝蒂离断。随着肝实质离断的深入，肝门周围肝组织分离，包含左肝管的左侧 Glisson 鞘逐渐显露，以直线切割闭合器离断。也可分别解剖离断左肝管及肝左动脉、门静脉左支。若肝内胆管结石或胆管癌栓病例需切开左肝管，清除结石或癌栓等。

（6）肝左静脉离断。肝实质离断至第二肝门时，肝左静脉和肝中静脉汇合部显露，采用血管切割闭合器离断肝左静脉根部，也可丝线结扎后 Hemo-lok 夹夹闭切断。

（7）肝断面处理。肝断面细小渗血可用双极电凝止血、氩气喷凝止血，活动性出血或胆漏需缝合。断面处理完和冲洗后，再次确认无明显出血和胆漏后，选择性放置引流管。

（8）标本的取出，将切除标本用一次性取物袋装好，经耻骨上小切口取出。

（四）机器人右半肝切除术

1.手术体位、操作孔布局

①手术体位，采取左侧30°卧位（右侧抬高），头高足低；②操作孔布局，观察孔位于脐右侧，操作孔与观察孔间隔8 cm以上。助手孔位于观察孔和2号臂及1号臂连线中点偏下方（图1-5）。机械臂从头侧推入。

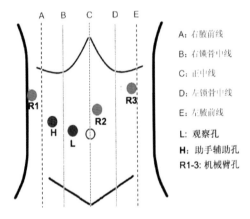

A：右腋前线

B：右锁骨中线

C：正中线

D：左锁骨中线

E：左腋前线

L：观察孔

H：助手辅助孔

R1-3：机械臂孔

图1-5　机器人右半肝切除术操作孔布局示意图

2.手术步骤

（1）探查及肝脏游离。依次切断肝圆韧带、镰状韧带、右肝肾韧带、右三角韧带、右冠状韧带，使整个右肝完全游离，直至显露下腔静脉。游离过程使3号臂可提供稳定的向左牵引力。若右肝或肿瘤较大，游离困难，不必强求完全游离右肝，可采用原位前入路途径，离断肝实质后再游离右肝。

（2）解剖第一肝门。经3号机器臂置入抓钳将方叶向头侧抬起，显露第一肝门。可选择鞘内或鞘外解剖法。鞘内解剖法：先解剖胆囊三角，夹闭、切断胆囊动脉及胆囊管，将胆囊切除或留作牵引；纵行打开肝十二指肠韧带右侧腹膜，显露门静脉右支及肝右动脉，丝线结扎或血管夹夹闭；右肝管如果在肝外解剖困难，则无需强求，待离断右肝蒂时再处理。鞘外解剖法：打开肝门板，显露左右肝门汇合部，以可弯曲的机器人抓钳自肝门板后方向下腔静脉方向穿出，丝线结扎或血管夹夹闭。此时，可见右半肝缺血线。

（3）解剖肝后下腔静脉。用3号机器臂的抓钳将右肝抬起，电钩打开下腔静脉前方腹膜，显露肝短静脉，自足侧向头侧逐支夹闭后切断。切断肝-腔静脉韧带，显露肝后下腔静脉右侧壁及前壁。

（4）解剖第二肝门。完全游离右肝至下腔静脉右侧壁，沿下腔静脉前壁向头侧分离肝后下腔静脉间隙，自腔静脉陷窝向下方轻柔地分离，两者结合可分离出右肝静脉主干，穿入牵引带后备用或用直线切割闭合器切断。肝右静脉的游离及处理也可留在肝实质离断后进行，且相对安全。

（5）肝实质离断，沿缺血线标记预切线。以超声刀、双极电凝离断肝实质。离断面是肝表面缺血线、肝中静脉右缘、下腔静脉中线的平面。术中可用超声探查确定肝中静脉的走行，协助调整离断平面。如遇较粗大的管道，可用Hem-lok夹、钛夹或可吸收夹等夹闭后再予切断。

（6）右侧肝蒂离断。随着肝实质离断的深入，右肝蒂逐渐显露，以直线切割闭合器离断，也可分别解剖离断肝右动脉、门静脉右支及右肝管。若肝内胆管结石或胆管癌栓病例需切开右肝管，清除结石或癌栓。

（7）肝右静脉显露及离断。肝实质离断至第二肝门时，肝右静脉根部显露，采用血管切割闭合器离断肝右静脉，也可丝线结扎后结扎夹夹闭后切断。

（8）标本的取出。由于右半肝切除标本较大，占据右膈下空间，通常先取标本腾出空间，再检查断面及肝周围游离面。将标本装入一次性取物袋中，于下腹部另做横切口取出，亦可从肋缘下的2个穿刺孔连线做切口取出。下腹横切口具有疼痛少、切口隐藏，美容效果好的优点。

（9）肝断面处理。关闭取标本切口，重新建立气腹。创面渗血可用双极电凝止血，活动性出血和胆漏需缝合。右膈下放置腹腔引流管。

（五）机器人肝右后叶切除术

1.手术体位、操作孔布局

①手术体位，采取左侧30°卧位（右侧抬高），头高足低；②操作孔布局，观察孔位于脐右侧，操作孔与观察孔间隔8 cm以上。助手孔位于1号臂及3号臂连线中点偏下方（图1-6）。床旁机械臂从头侧推入。

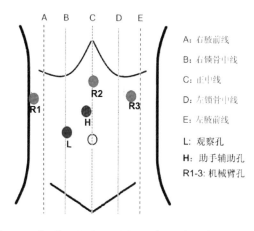

图1-6　机器人肝右后叶切除术操作孔布局示意图

2. 手术步骤

（1）探查及游离肝脏。为充分显露右后叶，需要依次切断肝圆韧带、镰状韧带、右肝肾韧带、右三角韧带、右冠状韧带，使整个右肝完全游离，直至显露下腔静脉右侧缘。切断下腔静脉韧带有利于显露肝右静脉根部。

（2）右后肝蒂的解剖与处理：以 Rouviere 沟为标志行鞘外解剖，一并处理右后叶 Glisson 鞘内动静脉及胆管。对于术前影像学提示存在右后支变异且术中解剖困难的，可直接全肝门阻断或选择性右半肝阻断。

（3）肝右静脉的解剖与处理：肝右静脉一般无需预先肝外解剖或处理，对于术中肝右静脉出血风险较大的病例，可先解剖肝右静脉根部，绕带悬吊，备阻断用。

（4）肝实质离断。沿缺血线标记预切线，血管夹夹闭肝右动脉和门静脉右支，行半肝血流阻断。以超声刀、双极电凝离断肝实质。可根据肝右静脉右缘引导肝实质离断方向。离断接近第一肝门区时可见右后叶 Glisson 鞘，用直线切割闭合器切断。沿肝右静脉继续向头侧离断肝实质，直至显露肝右静脉根部，完成肝切除。

（5）肝断面处理及标本的取出，参考右半肝切除。

（六）机器人肝尾状叶切除术

1.手术体位、操作孔布局

①手术体位，采取平卧位、分腿位等体位，头高足低。②操作孔布局，观察孔位于脐上或脐下，操作孔位于腹直肌外缘，间隔8 cm以上，助手孔位于观察孔和2号臂连线中点偏下方（同图1-3）。床旁机械臂从头侧推入。

2.手术步骤

（1）探查及肝脏游离。用超声刀依次离断肝圆韧带、镰状韧带、左三角韧带和左冠状韧带。完全游离肝左外叶，经3号机器臂置入抓钳将左外叶抬起。打开小网膜囊，显露尾状叶，必要时切除部分小网膜增加显露。

（2）切断肝动脉及门静脉尾状叶分支。左尾状叶门静脉来自门静脉左支，仔细分离后，缝扎，超声刀切断。尾状突Glisson分支自右后叶Glisson分支。

（3）打开尾状叶与下腔静脉间腹膜，沿下腔静脉从足侧向头侧依次结扎切断肝短静脉，切断下腔静脉韧带，完全游离尾状叶。

（4）肝实质离断。全尾叶切除自尾状突右缘开始，然后绕至左侧进行。左尾状叶切除自腔静脉旁部开始，沿下腔静脉自足侧向头侧离断。以超声刀、双极电凝离断肝实质。

（5）断面处理。尾状叶断面需仔细检查胆漏，必要时缝扎。

（6）标本的取出。尾状叶切除标本较小，可扩大脐部穿刺孔取出，或从耻骨上小切口取出。

（七）其他机器人肝脏术式

肝段切除术、活体肝移植供肝切取术等术式依据其具体解剖部位参考机器人半肝或者肝叶切除原则及方法。

（八）机械故障与处理

机械故障的处理是机器人手术安全的重要组成部分。为确保病人术中安全，术者及助手需熟练掌握术中机器人手术系统故障识别及处理原则。

主操控台上有一个紧急制动按钮，非紧急状况不得随意按动。

术中机器人故障通常分为：可恢复故障和不可恢复故障。

可恢复故障出现时，机械臂上的指示灯变成黄色，同时系统发出报警音，手术室人员可根据屏幕提示解除故障，并继续手术。

不可恢复故障出现时，机械臂上的指示灯变成红色，同时系统发出报警音，手术室人员需记下屏幕上的报错代码（以便维修人员能快速及时查寻故障原因），然后重启系统。部分不可恢复故障可以通过此方法解决，从而继续手术，但严重故障经多次重启系统仍不能解决时，需撤离机器人手术系统，转普通腹腔镜手术或开放手术，并通知维修工程师到场检修。

（九）术后处理

（1）术后可以参照加速康复外科的原则进行术后处理。

（2）术后生命体征监测：同腹腔镜肝切除术。

（3）术后观察：术后注意观察引流液量及性状、尿量、尿液颜色、切口恢复情况等。注意有无高碳酸血症、腹腔内出血、胆漏等并发症的发生。

（4）饮食和补液：术后第1天开始进流质饮食，并根据自身耐受情况逐步增加摄入量，病人胃肠功能未完全恢复期间可经胃肠外途径适当补充水电解质和营养物质。

（5）术后早期活动：积极鼓励病人术后第1天开始下床活动并完成每日制订的活动目标。

（十）术中术后并发症及其防治措施

机器人肝切除术相关并发症除了腹腔镜手术特有的并发症外，由于机器人手术系统目前尚无反馈功能，术者无法感知器械操作的真实力度，因而在操作时用力过度很容易导致肝脏或脾脏的挤压伤或撕裂伤。

1.术中并发症及防治措施

（1）气腹相关并发症：高碳酸血症、皮下气肿。预防措施：术中严密监测，尽量避免出现广泛的皮下气肿，术中保持良好的肌肉松弛状态，尽量缩短手术时间。

（2）术中血管损伤：由于肝脏血供丰富、肝内管道众多，术中损伤血管的情况时有发生。如损伤肝静脉、各分支肝蒂，肝总动脉、肝固有动脉及分支等。预防措施：熟悉肝脏解剖结构和血管变异，正确显露手术平面，正确使用超声电刀、电凝钩等电设备，必要时血管线缝扎止血。

（3）相关及相邻脏器损伤：胰腺、横结肠及其系膜、脾脏、肝脏、胆囊及胆总管等损伤。预防措施：熟悉肝脏解剖及肝周相邻脏器解剖结构，机械手臂操作轻柔，按照正确解剖平面进行操作。

2.术后并发症及防治措施

（1）胆漏：是肝切除常见并发症，多可通过腹腔持续引流保守治疗痊愈。肝总管及左右分支，胆总管损伤所致胆漏可行胆道支架封堵坡口，愈合后取出支架。预防措施：游离肝周韧带时动作轻柔，避免副损伤。此外仔细检查断面，可吸收线缝扎肝断面胆管断端。

（2）腹腔内出血：出血原因可能与血管夹脱落、脾脏撕裂伤以及断面焦痂脱落有关。预防措施：术中应仔细操作，夹闭血管牢靠、操作轻柔，使用超声刀离断管道时应用防波堤技术等。

（3）十二指肠漏：游离肝周韧带时，尤其是右肝脏面韧带的热损伤，或因触觉反馈缺失暴力分离导致。预防措施：术中注意保护十二指肠，超声刀分离十二指肠壁周围粘连及韧带时，避免损伤十二指肠壁。

第二章

机器人辅助腹腔镜
前列腺癌根治术

一、总述

机器人辅助腹腔镜前列腺癌根治术（robot assisted laparoscopic prostatectomy，RARP）已开展二十余年。机器人手术在瘤控、尿控、性功能保留等有显著优势，缩短了手术时间，也减少了围手术期并发症，提高了患者术后生活质量。随着机器人设备不断普及推广，越来越多单位开展机器人辅助前列腺癌根治术。

二、适应证、禁忌证、围手术期注意事项

（一）适应证

根治术主要用于可能治愈的前列腺癌患者。手术适应证要综合考虑肿瘤临床分期、预期寿命和健康状况。尽管手术无硬性年龄界限，但应告知患者，70岁后伴随年龄增长，手术并发症及死亡率会增加。

（1）临床分期：局限前列腺癌，临床分期 T1-T2cN0M0。

（2）预期寿命：预期寿命≥10年。

（3）健康状况：前列腺癌患者多为高龄男性，手术并发症发生率与身体状况密切相关。因此，只有身体状况良好，无严重心肺疾病才适于根治术。

（4）PSA或Gleason评分高危患者的处理：对PSA>

20或Gleason评分≥8的局限性前列腺癌患者符合上述分期和预期寿命条件的，根治术后可给予其他辅助治疗。

（5）对术前有性功能、T1或T2期、PSA小于10 ng/ml及Gleason评分小于3+4的患者术中可用保留神经血管束。筋膜间技术是最常用的保留神经血管束技术。其中临床分期为cTI-cT2a期以及12点前列腺穿刺活检≤3点阳性，可选择行筋膜内保留性神经技术。对不需要保留神经血管束，可采用筋膜外技术。

（二）禁忌证

（1）严重心肺功能不全等无法耐受手术及患方不接受根治术。

（2）患有严重凝血功能障碍疾病患者。

（3）已有淋巴结转移（术前通过影像学或淋巴活检诊断）或骨转移者，宜据情考虑手术价值。

（三）围术期注意事项

1.术前准备

（1）术前常规应对患者进行系统检查评估，包括体格检查与实验室检查、直肠指诊、心电图、心肺功能检测、血尿常规、肝肾功能、出凝血功能、血糖、血型等；影像学检查的前列腺MRI、骨扫描、胸部CT检查等，评估患者各重要脏器的功能状况及肿瘤的临床分期。

（2）术前一天快速肠道准备，口服肠道抗生素进行肠道准备，流食，术前晚和术晨可以不常规进行清洁灌肠；并准备术野皮肤，手术当天禁食饮。不常规留置鼻胃管。

（3）术前2小时常规预防性应用广谱抗生素。

2.术后处理

（1）饮食：术后可予短期静脉营养支持，一般在术后肛门排气或肠鸣音恢复后可进食；术中有直肠损伤，应延迟进食。

（2）预防感染：术后应预防性使用抗生素3~5天；若术中有直肠损伤，则需应用抗厌氧菌和需氧菌的广谱抗生素。

（3）预防下肢深静脉血栓形成：鼓励患者术后早期主动或被动活动，必要时患者可穿下肢加压服，可以酌情给予低分子肝素，以预防此类并发症的发生。

（4）引流管拔除：术后持续引流，根据引流液量，一般术后2~3天可拔除；若术中有直肠损伤应延迟拔管；术后若有持续吻合口漏尿则应待漏口愈合后再拔管。

（5）导尿管留置时间：一般根据术中膀胱颈是否完整保留及膀胱尿道吻合技术而定，若膀胱颈保留完整且吻合满意，可早期拔管；若术后出现吻合口瘘，则需待瘘口愈合良好后再拔管。一般尿管留置2周左右。

三、不同入路方式与手术技术

（一）前入路

目前国内大部分RARP经前入路进行，该术式操作空间大，手术视野暴露清晰，可处理较大体积前列腺，对局部高危或实施补救性前列腺癌根治术亦有一定优势。前入路可经腹膜外或经腹腔途径进入Retzius间隙，可采用常规多孔与单孔套管术。

1.手术体位、操作孔布局术后处理

（1）手术体位。先取平卧分腿位，四肢关节使用护垫保护，肩部用护垫抵挡以防头低时身体移动，术前常规消毒、铺单，留置14/16F导尿管。待放置好操作孔，采取平卧头低脚高位（20°~30°）连接达芬奇手术系统。

（2）操作孔布局。经腹膜途径单孔：使用两个穿刺器（单孔套件和一个普通12 mm穿刺器）进行经腹膜入路。单孔套件是一种多通道机器人穿刺器，放置在通过使用哈森技术在脐上方中线建立的长约3 cm切口处（距离耻骨至少20 cm），第二个穿刺器（12 mm）作为助手的辅助孔放置于右下腹，距单孔套件8 cm以上。经腹膜外途径单切口：耻骨联合中线上5 cm为最低点做横行弧形4~5 cm切口，切口左右最高点与最低点连线大约成120°夹角，依次切开皮肤、皮下组织，充分游离皮下组织，显露腹直肌前鞘，沿腹中线距弧形切口最低点约4 cm处，纵行切开正中腹直肌前鞘2 cm，钝性分离腹直肌下腹膜外间隙，用后腹腔扩张期或自制球囊置入扩张腹膜外间隙，球囊内注入约800 ml气体保持10 s进一步扩充腹膜外间隙空间，放气并取出球囊，切口近端处置入12 mm Trocar作为辅助套管b，镜头先置入12 mm辅助套管，直视下在腹中线切口最低处穿刺腹直肌置入12 mm Trocar作为机器人镜头臂套管d，于弧形切口头侧两点连线与腹正中线交点两侧约2.5 cm处，分别穿刺置入机器人金属穿刺套管，作为机器人手术器械臂通道a、c。对用单孔Port者，可取耻骨联合上方3横指处做3~4cm的横行切口，同理建立经腹膜外通道。

（3）多孔技术。经腹腔途径：于脐上1 cm处纵行切开长约4 cm切口，电刀切开皮下脂肪、腹直肌前鞘，中弯钳顿性分离腹直肌至腹直肌后鞘及腹膜，组织剪剪开后留置镜头孔，先置入镜头直视下在左右两侧外下方一横掌（约8 cm）腹直肌外留置机器人Trocar，在左侧机器人Trocar外上一横掌约平脐处留置机器人Trocar，在右侧对应位置留置12 mm辅助Trocar。经腹膜外途径：在脐下两横指处作一横切口约3 cm建立镜头孔，切开皮肤、皮下组织至腹直肌前鞘，分离肌层见腹膜外脂肪，扩张腹膜外操作空间，在镜头孔下方两横指，距离腹正中线两侧8~10 cm处分别作8 mm的皮肤切口，在手指引导下置入机械臂Trocar，在左侧或者右侧机器人Trocar外侧稍上约5 cm处置入12 mm Trocar作为辅助操作孔，将达芬奇手术系统置于患者双腿之间的区域，机械臂从头端进入，气腹压维持在12~14 mmHg，置入镜头后再放置操作壁，一般术者左手操作臂连接马里兰双极，右手连接电剪。

2.手术步骤

（1）辨认脐正中韧带、膀胱等解剖学标志，于脐正中韧带切开腹膜，分离疏松结缔组织入Retzius间隙，逐步扩大腹膜切口至两侧形成倒"U"切口，清除前列腺前面脂肪，显露盆内筋膜。

（2）切开膀胱前列腺连接部，显露导尿管，抽出导尿管水囊，将导尿管拉至尿道前列腺部，切开膀胱后壁，游离前列腺底部与直肠间隙，暴露并切断输精管、显露精囊腺。

（3）切开狄氏筋膜并分离，然后切断前列腺侧韧带，紧贴前列腺表面分离充分游离前列腺至其尖部并切断阴茎背深血管复合体（dorsal vein complex，DVC）。

（4）于前列腺尖部远端切开、暴露尿道海绵体前壁，剪断尿道前壁，显露导尿管，紧贴后方及侧方剪断直肠尿道肌，完整切除标本。

（5）标本袋装好标本后，冲洗创面后止血，可用3-0薇乔线缝合两侧前列腺侧韧带区彻底止血，根据膀胱颈保留情况决定是否行膀胱颈成型，用两根尾端打结的3-0倒刺线分别从6点钟方向逆时针、顺时针吻合至12点，缝合中可间断收紧缝线，在缝合约3/4后直视下更换20/22三腔导尿管插入膀胱，暂不注水至球囊。

（6）尿道吻合后，可继续用倒刺线关闭盆内筋膜，完全吻合后导尿管球囊注水固定，向膀胱内注入100 ml生理盐水观察是否有漏口，根据情况决定是否行淋巴结清扫，留置盆腔引流管，3-0倒刺线缝合腹膜恢复其连续性。

（7）如进行淋巴结清扫，另留置腹腔引流管，移除机器人操作系统，拔除 Trocar，于镜头孔根据标本大小扩大切口，取出标本。

3.技术要点

RARP手术效果常从五方面评价：无生化复发、无切缘阳性、尿控、勃起、无手术并发症，五方面均达到良好效果称为"五连胜"，但是各方之间存在一定矛盾，比如切缘与尿控，有时难以兼顾，为保证手术的治疗效果，术者一般需尽量保证切缘阴性，如何最大限度发挥手术的优势，我们认为技术上有以下几方面要点。

（1）摄像头使用，根据0°与30°镜特点，在不同手术区适当调节观察方向，不仅保持主刀医生视野，也要兼顾助手视线。

（2）通过在脐韧带外侧腹膜进行双侧切开，保留中线脐尿管韧带，紧贴膀胱分离暴露，不显露耻骨联合保留 Retzius 间隙对于术中尿控可能有帮助。

（3）通过对导尿管牵拉、向后方牵拉膀胱前壁可分辨膀胱与前列腺间隙，分离膀胱前列腺间间隙时，先将左右两侧膀胱前列腺间隙游离，有利显露尿道近端，以便切开膀胱前列腺连接部时尽量保留膀胱颈口，最大程度保留内括约肌增加早期尿控。

（4）超级面纱技术：游离前列腺时紧贴包膜外表面，保持游离间隙在前列腺动脉及静脉丛内侧，在打开狄氏筋膜后紧贴前列腺后壁向前列腺尖部分离，再贴着前列腺包膜游离分离前列腺侧蒂，再使用hem-o-lock夹闭并离断，可最大程度保留NVB组织。

（5）Patel提出的尿道尖部改良处理术从前列腺筋膜内侧游离前列腺侧面，可保留盆筋膜减少对周围结构影响并尽量保留尿道括约肌的血管，操作中可用马里兰顿性撑开寻找正确层面，对肿瘤负荷较大或肿瘤距离前列腺侧缘较近手术难度较大。

（6）后重建技术：亦称Rocco吻合，是在膀胱尿道吻合前将狄氏筋膜前层、膀胱后壁、尿道外括约肌及尿道外括约肌下方的纤维结构进行并排多针连续缝合，不仅可减少膀胱尿道吻合的张力，也可为膀胱和尿道提供支撑利于控尿。

（7）前悬吊技术：尿道周围组织前悬吊技术（anterior suspension，AS），又称"Patel吻合"（patel stitch）。AS指在缝扎DVC后，将缝合点以中等张力固定于耻骨弓的骨膜组织，其主要目的是对尿道外括约肌提供进一步的支撑，促进早期尿控恢复，一般配合 Rocco 吻合使用。

（8）膀胱尿道的吻合：亦可采用单针连续缝合，对于膀胱颈过大需进行膀胱颈成形的患者，可采用"球拍式""一字式""人字式"等方式重建膀胱颈。

（二）后入路

2010 年 Bocciardi 团队首次提出避开耻骨后关键解剖学部位（前列腺静脉丛、耻骨前列腺韧带、盆内筋膜、神经血管束等）的前列腺癌根治术，分为经直肠膀胱陷凹分离精囊的 Montsouris 式和保留耻骨后间隙的 Retzius-sparing 术式，本指南主要介绍 Retzius-sparing 术式。

1.手术体位、操作孔布局

（1）手术体位采取平卧位，肩部垫高并用护垫挡肩，置入 Trocar 后调整为头低足高位，连接达芬奇机器人系统。

（2）操作孔布局：于脐上 1 cm 处留置镜头孔，先置入镜头直视下在左右两侧外下方一横掌（约 8 cm）腹直肌外留置机器人 Trocar，左侧 Trocar 位置较偏头端，此

Trocal 使用有创抓钳，在左侧机器人 Trocar 外下一横掌约平脐处留置机器人 Trocar，此 Trocal 使用马里兰钳，在右侧对应位置留置 12 mm 辅助 Trocar。

2.手术步骤

（1）打开道格拉斯凹陷处的腹膜，游离并悬吊输精管与精囊腺，有创抓钳牵拉输精管远心端，充分显露精囊腺体，游离精囊腺外侧注意精囊腺动脉及多支细小动脉，游离精囊腺尖部时最好不使用能量。

（2）打开狄氏筋膜并游离前列腺后壁：镜头 30°向上，有创抓钳向上提起双侧输精管壶腹，马里兰钳加持并下压狄氏筋膜，形成对牵，打开狄氏筋膜，充分游离前列腺后壁，筋膜内有数支来自膀胱下动脉的小动脉穿入前列腺，可凝断，尽量顺行分离至尖部，两侧尽可能向外游离，游离时可筋膜内层面，也可筋膜间层面。

（3）处理侧血管蒂并剥离 NVB：助手臂向对侧牵拉精囊腺，显露出前列腺侧后方的前列腺包膜（筋膜内法）或前列腺筋膜（筋膜间法）马里兰钳加持前列腺侧蒂，Hem-o-lok 或钛夹集束结扎并切断侧蒂血管。筋膜内或筋膜间游离前列腺至 3 点/9 点水平，尽量不用能量同时不牵拉 NVB。

（4）分离并离断膀胱颈口：助手臂向后向下方牵拉前列腺，马里兰钳向上挑起膀胱，单极电剪离断后膀胱逼尿肌围裙，以前列腺侧面为层面向导。由两侧及后侧分离膀胱颈口，马里兰钳可在颈口前方横穿过膀胱逼尿肌围裙下方，协助显露膀胱颈口。使用3-0薇乔线标记膀胱颈口的12点和6点后再彻底离断膀胱颈口。

（5）前列腺腹侧面的游离：紧贴前列腺腹侧面，在前列腺腹侧面与前逼尿肌围裙之间的相对无血管平面向前推进。

（6）前列腺尖部的处理与尿道吻合：前列腺尖部在DVC及前逼尿肌围裙与前列腺腹侧面之间的相对无血管区分离，如Santorini丛出血，可用3-0倒刺线纵行缝扎。完整切下前列腺标本后装入标本袋，冲洗创面，使用2根3-0倒刺线，分别从12点钟方向逆时针、顺时针吻合至6点，期间可间断收紧缝线，必要时可利用导尿管引导缝合。最后一针前更换新三腔导尿管，缝合关闭后膀胱注水100 mL观察是否渗漏，确认缝合紧密后尿管球囊注15~20 ml水。

（7）如行淋巴结清扫同前入路。移除机器人操作系统，拔除Trocar，于镜头孔根据标本大小扩大切口，取出标本。

3.技术要点

（1）首先在直肠膀胱陷凹横行腹膜反折切迹稍上方切开腹膜，贴近腹膜进行游离，显露输精管及精囊后，游离至精囊前列腺连接处，离断输精管，注意在分离精囊时，由于其十分靠近神经血管束（neurovascular bundles，NVB），因此精囊后外侧面尽量紧贴精囊分束Hem-o-Lok结扎后锐性切断，避免过度牵拉或热操作。

（2）游离前列腺侧蒂时，向一侧牵拉精囊维持张力以充分暴露前列腺与侧蒂分界轮廓，沿前列腺弧形表面游离前列腺侧蒂，此过程中注意避免电凝及过度牵拉，明显出血部位给予Hem-o-Lok夹闭，直至游离至前列腺尖部，见DVC侧面。

（3）将精囊牵向下方，此时膀胱与前列腺连接部可见切迹分界，仔细电切清理膀胱颈周围脂肪至显露逼尿肌纤维，于腹侧面处横断膀胱颈后壁，此处应注意识别逼尿肌漏斗后壁。

（4）离断膀胱颈前壁，最大程度保留前列腺周围组织结构，再横断尿道，完整切除前列腺；膀胱尿道吻合，置入尿管后缝合后壁。其中，为确保在该术式中最大程度的保留神经血管束功能，在处理前列腺精囊外角、前列腺外侧和前列腺尖部时应尽量避免使用热能或过多的牵引张力，而对术前有临床证据显示精囊未受累的患者甚至可考虑保留精囊。

（三）侧入路

Gaston团队2007年首次提出经侧入路机器人辅助腔镜前列腺癌根治术，术中充分暴露神经血管束后施行筋膜内前列腺癌根治术。Hoepffner等回顾1679例行侧入路的RALRP患者，pT2-pT3患者切缘阳性率为17.4%~36.9%，1年后患者完全尿控达94%，术后性功能恢复率达88.8%。

1.手术体位、操作孔布局

（1）手术体位：双侧肩部用海绵垫固定，取15°~20°头低脚高仰卧位，双腿分开，留置导尿管排空膀胱，机器人位两腿之间。

（2）操作孔布局：脐上1 cm纵行切口置入镜头套管（A）；8 mm的机械臂套管（B）戳孔位于右侧腹直肌外缘脐与耻骨联合中点，置入Monopolar单极电剪；8 mm的机械臂套管（C）戳孔位于左侧髂前上棘与肋缘间，置入Maryland bipolar双极电凝；8 mm的机械臂套管

（D）戳孔位于左侧腹直肌外缘平镜头，置入Prograsp抓钳；两个5 mm助手操作孔（E、F）用于吸引器、Hemo-Lock施夹器、抓钳。

2.手术步骤

（1）建立腹膜外间隙，分离进入膀胱前间隙，清理前列腺前部脂肪组织、暴露盆内筋膜。

（2）抓钳牵拉膀胱，找到右侧膀胱前间隙，顿性及锐性结合分离膀胱及前列腺交界处基底部结缔组织，自2点钟方向打开盆侧筋膜和前列腺筋膜，钝性剥离前列腺外侧缘，分离后至狄氏筋膜，在此空间完全暴露并分离保留右侧神经血管束，此处可用2 mm微型钛夹予以止血，期间避免使用热能或过度牵拉。

（3）离断右侧输精管，游离右侧精囊，横行离断膀胱颈。

（4）同法处理左侧神经血管束，直达尿道，此时前列腺可以左右旋转。

（5）缝扎DVC后离断前列腺与尿道，最后使用强生2-0滑线连续吻合膀胱与尿道。

（6）标本的取出。标本装入一次性取物袋中，自镜头孔取出；盆腔引流管自右侧机械臂孔牵出。

（四）经膀胱入路

经膀胱入路是一种通过膀胱腔内分离前列腺及周围组织结构的顺行路径，有研究证实经膀胱入路 RARP（TvRARP）/单孔腹膜外经膀胱 RARP 术（SETvRARP）是治疗局限性低风险前列腺癌的可选术式之一，同时经膀胱入路与后入路 RARP 在术后即刻尿控率方面两者相似并且均优于前入路。

1.手术体位、操作孔布局

患者采用气管插管全身麻醉。TvRARP 取轻度头低脚高（约15°）截石位，双下肢分开80°~90°，由于镜头在术中绝大多数时间均位于膀胱内，不易受到腹腔内容物的干扰。而 SETvRARP 术中镜头始终位于膀胱内，完全不受腹腔内容物的干扰，因此可同耻骨后腹膜外前列腺癌根治术，可取轻度头低脚高位或水平仰卧位实施手术。术前常规消毒、铺单，插入14F 导尿管，用适量生理盐水固定气囊。

2.TvRARP/SETvRARP 套管摆位

（1）TVRARP 套管摆位。镜头套管戳孔（C）位于脐上 1 cm 处，8 mm 的 R1、R2 机械臂套管戳孔分别位于镜头套管戳孔两侧，8 mm 的 R3 机械臂套管戳孔位于 R2

机械臂套管戳孔外侧，12 mm助手套管戳孔（A1）位于R1机械臂套管戳孔外侧。

（2）SETvRARP套管摆位。单孔PORT的放置：排空膀胱后，经导尿管向膀胱内注入400~600 ml生理盐水，使膀胱处于充分充盈状态，此时应可在耻骨联合上方至少2横指水平触及膀胱；在脐下作一长约5 cm的纵形或横形切口，该切口大约位于脐与耻骨联合的中点处，根据患者体型可适当上移或下移；切开皮肤各层，经白线依次钝性分离腹直肌、膀胱前脂肪、膀胱壁，直至显露出膀胱黏膜层面；用6-8根间断缝线将膀胱壁切缘与皮肤固定；置入单孔PORT，使2个8~12 mm通道位于两侧（用于放入da Vinci Xi手术机器人系统的8 mm套管和左、右手操作器械）、第3个8~12 mm通道位于尾侧（用于放入da Vinci Xi手术机器人系统的8 mm套管和镜头），另一5~12 mm通道位于头侧（用作助手孔，方便5 mm吸引器和10 mm Hem-o-Lock施夹器的使用）。

3.TvRARP/SETvRARP的手术步骤

（1）TVRARP手术步骤

a.纵形切开膀胱后上壁5~8 cm；用腹壁悬吊缝线将膀胱切口向两侧牵开；显露双侧输尿管开口，明确其与尿道内口、前列腺关系。

b.用单极电剪沿尿道内口作一圆弧形切口，切开膀胱黏膜及肌层。

c.沿此弧形切口下半圈向深面解剖分离，直至充分暴露和游离两侧输精管和精囊。

d.在前列腺后方依次打开筋膜外、筋膜间和筋膜内层次，显露前列腺包膜，紧贴前列腺包膜分离前列腺后表面与直肠之间隙直至前列腺尖部后方。

e.在前列腺侧面4-5点处用马里兰钳紧贴前列腺包膜分离出间隙，用电剪推开盆侧筋膜脏层，显露前列腺右侧血管蒂；紧贴前列腺包膜上Hem-o-Lock并冷刀剪断前列腺右侧血管蒂；同法处理左侧血管蒂；此时前列腺左右神经血管束（NVB）已分别被推向外侧。

f.如术中发现前列腺癌灶侵犯包膜，则可在盆侧筋膜外间隙层面分离，行筋膜外前列腺切除。

g.沿尿道内口上半圈弧形切口，向深面分离至前列腺包膜，并紧贴包膜向前分离前列腺前表面直至尖部，此分离过程中注意将DVC向上推开以免误伤，显露尿道。

h.分离、离断尿道、移除前列腺标本；术野彻底止血后，用RB-1针带4-0倒刺线连续缝合，先将膀胱颈作网球拍式缝合以缩小吻合口并远离输尿管开口，然后完成膀胱-尿道吻合，留置20-22Fr三腔硅胶导尿管。

i.分黏膜肌层和外膜层两层连续缝合依次关闭膀胱切口。

j.再次检查腹腔有无出血，撤机，适当延长镜头套管戳孔，取出标本，关闭各套管戳孔及切口，留置导尿管，不留置腹腔引流管，术毕。

（2）SETvRARP手术步骤

a.机器人镜头经单孔Port进入膀胱后，显露观察双侧输尿管开口，明确其与尿道内口、前列腺的关系。

b.用单极电剪沿尿道内口作一圆弧形切口，切开膀胱黏膜及肌层。

c.沿此弧形切口下半圈向深面解剖分离，直至充分暴露和游离两侧输精管和精囊。

d.在前列腺后方依次打开筋膜外、筋膜间和筋膜内层次，显露前列腺包膜，紧贴前列腺包膜分离前列腺后表面与直肠之间间隙直至前列腺尖部后方。

e.在前列腺侧面4-5点处用马里兰钳紧贴前列腺包膜分离出间隙，用电剪推开盆侧筋膜脏层，显露前列腺右侧血管蒂；紧贴前列腺包膜，用Hem-o-Lock夹及冷刀夹闭、离断前列腺右侧血管蒂；同法处理前列腺左侧血管蒂；此时前列腺左右神经血管束（NVB）已分别被推向外侧。

f.如术中发现前列腺癌灶侵犯包膜，则可在盆侧筋膜外间隙层面分离，行筋膜外前列腺切除。

g.沿尿道内口上半圈做弧形切口，向深面分离至前列腺包膜，并紧贴包膜向前分离前列腺前表面直至尖部，此分离过程中注意将DVC向上推开以免误伤，显露尿道。

h.分离、离断尿道、移除前列腺标本。

i.术野彻底止血后，用RB-1针带4-0倒刺线连续缝合，先将膀胱颈作网球拍式缝合以缩小吻合口并远离输尿管开口，然后完成膀胱-尿道吻合，留置F20三腔硅胶导尿管。

j.撤去机械臂，经单孔套管完整取出前列腺标本，分层关闭膀胱及腹壁切口，撤机；留置导尿管，不留置腹腔引流管。

4.技术要点解析

（1）TvRARP/SETvRARP膀胱切开的方向（横向或

纵向）

膀胱逼尿肌由三层肌纤维组成（除三角区之外）：纵向走形的内层肌纤维、环状走形的中层肌纤维和纵向走形的外层肌纤维。取横向切口，则横断了3层膀胱肌纤维，而纵向切口仅横断中层的环状肌纤维。

TvRARP术中，取纵向膀胱上壁切口，可通过留置在两侧切缘、向两侧牵引的留置缝线，将纵向切口撑开呈菱形，以此获得充分的膀胱内结构的暴露。

SETvRARP术中，皮肤切口与膀胱切口走行方向需保持一致；前正中线切口可不横断腹直肌，损伤较小；横向走形的Pfannenstiel切口则过于靠近尾侧，单孔操作通道与前列腺-膀胱轴线之间的夹角过大，可能不利于术中操作。

综上所述，TvRARP/SETvRARP术宜纵向切开膀胱。

（2）TvRARP是否采用悬吊缝线

如前所述，术中取纵向膀胱上壁切口，可通过留置在两侧切缘、向两侧牵引的留置缝线，将纵向切口撑开呈菱形，以此获得充分的膀胱内结构的暴露。但当术者熟练时也可考虑不留置缝线。

（3）TvRARP/SETvRARP膀胱尿道吻合的缝针与

缝线

据报道，可采用2根反向走行的RB-1针带3-0倒刺线完成膀胱尿道吻合，最终的线结打在膀胱-尿道吻合口外面，以避免膀胱内线结对三角区的刺激（可能导致术后尿痛）和结石形成。其他的针线选择包括1根3-0倒刺线和1根反向走形的3-0 PDS线、单根3-0倒刺线，或单根3-0 PDS线等。

（4）TvRARP/SETvRARP膀胱的缝合方式

分两层分别关闭膀胱黏膜/浅肌层和深肌层/浆膜层。可选缝线包括3-0倒刺线、3-0普通薇乔线、3-0PDS线等。缝合方式为连续缝合。

（5）TvRARP/SETvRARP术后引流

若未同时行盆腔淋巴结清扫，可不留置膀胱外盆腔引流管，仅留置导尿管引流膀胱。也有学者提出以耻骨上膀胱造瘘管替代导尿管引流膀胱，患者术后的不适感更低。

（五）经会阴入路

2014年美国Kaou团队最先报道了在尸体上进行经会阴机器人辅助腹腔镜前列腺癌根治术，并证明了该术式是可行的。后续该团队又陆续报道了4例有下腹部手术史的患者成功完成经会阴入路RARP。国内任善成团队报道了中国首例单孔经会阴入路RARP。

1.手术体位

患者取 15°~20°头低脚高截石位，留置导尿管排空膀胱，机器人位于两腿之间。

2.手术步骤

（1）首先，在坐骨结节中线取约 2.5 cm 长的一 Ω 切口，解剖皮下组织，并识别切开中央肌腱，进一步解剖后，分离直肠尿道括约肌，尿道外括约肌向上提起。

（2）分离提肛肌，使前列腺暴露于中线。在分离皮下组织和悬置缝线放置之后，插入多通道机器人端口。

（3）前列腺后方识别并切开Denonvillier筋膜，紧贴前列腺后方钝性分离至前列腺底部，识别并解剖输精管和精囊，用电灼分离输精管，血管夹夹闭精囊供血血管。

（4）从两侧解剖前列腺外侧，确定前列腺蒂，用夹子结扎前列腺蒂并将其离断。

（5）沿前列腺尖部向后分离，确定尿道–前列腺交界部，并横切离断尿道。

（6）沿前列腺前外侧钝性分离至前列腺–膀胱连接

处，保留背深静脉复合体。

（7）离断膀胱颈，完整剥离前列腺，前列腺标本从会阴切口取出。

（8）前列腺摘除后，腹膜外间隙在盆腔侧壁内侧和膀胱两侧展开，显露闭孔窝和髂外静脉。

（9）解剖分离闭孔淋巴结和髂外淋巴结，并通过会阴入口处取出。

（10）以连续缝合方式吻合尿道膀胱，撤机，留置引流管并缝合切口。

3.技术要点

经会阴入路临床应用尚少，解剖复杂，学习曲线长，其优势在于术后尿控保留较好。由于需要截石位以及20°~30°头低脚高位，以利于进入会阴，所以体位要求将一些患者排除在经会阴入路选择范围之外，包括髋部或脊柱强直或心肺功能欠佳的患者，因为此类患者膈肌所承受的压力较大，通常需要过度通气，从而限制了心脏的充盈。由于盆腔淋巴结清扫较困难，推荐早期、既往腹部/经尿道手术史、盆腔放疗史的患者可考虑选择此种途径。此外，由于伤口位置特殊，感染风险较高，需加强患者的出院前教育。

四、并发症及处理

手术并发症主要包括出血、输尿管损伤、直肠损伤、吻合口漏尿、尿道狭窄、尿失禁、性功能障碍、术后切缘阳性等，须根据不同的并发症和发生原因进行对应处理。

（一）出血

术中大出血是机器人前列腺癌根治术最常见并发症，也是中转开放手术最主要原因之一。术中处理好阴茎背深血管复合体是预防出血的关键，"8"字缝扎背深血管丛可有效预防出血，紧贴耻骨离断耻骨前列腺韧带可避免损伤背深血管丛浅表支。此外，还要警惕前列腺侧血管蒂出血、阴部内血管分支出血、Trocar腹壁戳口出血等。

（二）输尿管损伤

前列腺体积较大、中叶显著突入膀胱者，需观察双侧输尿管开口位置以避免误伤。进行尿道吻合时需再次确认输尿管开口与吻合口距离，距离过近者需留置双J管以保护输尿管开口。输尿管下段与输精管交叉紧贴精囊进入膀胱壁，在处理前列腺膀胱交界处，包括膀胱下动脉分支的前列腺侧韧带时，都易损伤输尿管。一旦发生输尿管损伤，需放置双J管并对损伤处修补缝合。

（三）直肠损伤

前列腺肿瘤浸润、前列腺局部放疗、既往前列腺电切或前列腺剜除术后、术前新辅助治疗等均可引起前列腺周围粘连增加，游离时增加直肠损伤风险，对术前评估直肠损伤高风险患者可考虑术前肠道准备。出现直肠损伤并发症，评估损伤大小、严重程度、有无热损伤、是否可行一期修补、是否要做肠道转流手术等尤为重要。绝大多数情况下可行一期修补、留置肛管、术后短期辅助肠外营养。对直肠损伤面比较大且缝合创缘不甚满意者，可选择一期乙状结肠造瘘，二期修补。直肠损伤主要发生部位在精囊部及前列腺尖部，术中应该仔细解剖，顿性及锐性分离相结合。

（四）吻合口漏尿

术后发生吻合口漏尿绝大部分原因与吻合口对合不严密、吻合口张力过大、术后导尿管早期滑脱、血糖控制不佳、全身营养差等情况有关。当引流液肌酐显著高于正常并证实是尿液时，应保证引流管通畅并适当延长导尿管留置时间。

（五）尿道狭窄

术后尿道狭窄主要分为尿道外口狭窄和吻合口狭

窄。尿道外口狭窄发生后需定期扩张尿道减少狭窄复发。吻合口狭窄与吻合欠佳、尿瘘、吻合口处血肿密切相关，多为吻合口瘢痕挛缩所致。狭窄严重者可选择内镜下冷刀切开并定期尿道扩张。

（六）尿失禁

术后尿失禁多在6个月内好转，大部分在1年内可恢复或部分恢复。术后尿控状况是多因素决定，年龄、身体状况、术中前列腺周围解剖结构保留程度和是否保留神经血管束等均与之有关。良好的保留盆底结构、保留血管神经和良好的膀胱颈口重建和盆底结构重建是减少术后尿失禁的关键。术中应尽可能保证足够长的尿道，避免损伤尿道膜部括约肌。离断前列腺膀胱交界处应使用超声刀顿性锐性结合，保留膀胱颈部肌肉，避免损伤近端括约肌功能。术后规范的盆底肌群功能训练可以有效改善术后尿失禁症状。对长时间完全尿失禁患者可选择尿道球部悬吊术和尿道人工括约肌等治疗手段。

（七）性功能障碍

术后性功能障碍严重影响患者及其伴侣生活质量。影响术后勃起功能恢复的因素包括年龄、术前勃起功能情况以及术中神经保留等。术前评估、术中保护双侧神经血管束、术后早期阴茎康复是治疗术后性功能障碍的有效措施。筋膜间或筋膜内切除常可保留神经血管束，患者术后勃起功能恢复较好，筋膜外切除神经血管束多被破坏，患者术后勃起功能恢复较差。此外，无热技术对勃起功能的恢复十分重要，术中应尽量使用冷刀以避免性神经热损伤。

（八）切缘阳性

手术切缘阳性率与患者术前 PSA 水平、前列腺体积、病理分期和 Gleason 评分相关，也与手术技术相关。切缘阳性最常见的部位为前列腺尖部和后侧，少见部位为后外侧和神经血管束区域。术中过于靠近前列腺尖部可能增加切缘阳性率，而过于远离前列腺尖部可能导致术后尿控恢复时间延长。因此，精细准确的前列腺解剖分离、熟练的手术技巧及合理的手术方式的选择有助于降低切缘阳性率。对于术后切缘阳性的患者，术后可选择辅助内分泌治疗或辅助放疗。

（九）吻合口异物

吻合口异物往往发生在膀胱颈部与尿道吻合不严密的情况下，使用结扎夹通过吻合口进入膀胱。患者主要表现为持续尿路感染、漏尿或血尿，甚至结石形成。术中应该避免在吻合口附近使用结扎夹。膀胱镜检查可以发现吻合口异物，并通过异物钳取出。

（十）切口疝

肥胖患者的术后切口疝发生率较高。原因主要是由于患者腹壁厚度增加，使穿刺通道难以全层关闭。对于肥胖患者，可以使用筋膜闭合器关闭伤口。

第三章

机器人辅助腹腔镜肾部分切除术

一、概述

来源于肾小管组织的肾细胞癌是肾脏实体性肿瘤中最常见的类型，发病率占成人恶性肿瘤的2%~3%，占肾脏恶性肿瘤的80%~90%。对于局限性肾癌和局部进展性肾癌，手术切除仍是首选的治疗方案，其中包括了保留肾单位的肾部分切除术。同时，手术切除也同样适用于具有手术适应证的肾脏良性肿瘤。自从Clayman于1991年首次报道腹腔镜肾切除术开始，腹腔镜技术应用于各种类型的肾脏手术。McDougall于1993年实施世界首例腹腔镜肾部分切除术（laparoscopic partial nephrectomy，LPN），从此，LPN开创了保留肾单位手术（nephron sparing surgery，NSS）的微创治疗。经历了近30年的实践与发展，与开放手术相比，LPN不仅创伤程度更小，而且达到了与前者同等的远期肿瘤控制效果。但LPN也有其不足之处，技术难度是其最大障碍，2D视野以及微创器械灵活性的不足，限制了肿瘤切除、止血、缝合等一系列操作；学习曲线长，限制了LPN的推广和普及。

机器人辅助腹腔镜手术的出现，是当代外科技术发展的重要趋势，与传统腹腔镜手术相比，其技术优势包括高清放大3D立体视野，7个自由度的灵活仿腕型机械臂系统，减少震颤、缩小移动比例，以及符合人体生物工程学原理的操作系统。这些技术优势，使机器人辅助腹腔镜手术更加灵活、精准、稳定和舒适，缩短了学习曲线，克服了LPN的技术难题，尤其适用于机器人辅助腹腔镜肾部分切除术（Robot-assisted partial nephrectomy，RAPN）等泌尿外科复杂的肾功能保留和重建手术。Gettman等自从2004年施行全球首例RAPN以来，国内外多个中心陆续开展RAPN手术，在有限的热缺血时间内，机器人手术可更准确、高效地完成病灶切除和创面缝合，甚至一些较大的、内生型及肾门部复杂肿瘤也可以安全有效切除。RAPN具备操作方便、安全、精准、可靠、热缺血时间短、出血少，并发症发生率低、住院时间短、肿瘤治疗效果满意等优点。但机器人手术缺乏触觉感知能力，手术费用高昂。此外，RAPN对手术一助的要求较高。RAPN可经腹腔入路和经后腹腔入路两种途径完成，因此，本章将分别通过这两种入路途径介绍RAPN。

二、适应证和禁忌证

（一）适应证

RAPN的适应证与传统开放手术和腹腔镜手术相一

致，分为绝对适应证、相对适应证和可选择适应证。

1.绝对适应证

肾癌发生于解剖性或功能性的孤立肾，根治性肾切除术将会导致肾功能不全或尿毒症的患者，如先天性孤立肾、对侧肾功能不全或无功能者、双肾恶性肿瘤以及遗传性肾癌等。

2.相对适应证

肾癌对侧肾存在某些良性疾病，如肾结石、慢性肾盂肾炎或其他可能导致肾功能恶化的疾病（如高血压、糖尿病、肾动脉狭窄等）患者。

3.可选择适应证

对侧肾脏完全正常的肾肿瘤患者尤其是位置表浅、以外生为主、位于肾周和直径小于4cm的肾脏肿瘤。

（二）禁忌证

（1）局部或远处转移，伴有肾静脉血栓或瘤栓，多发肾肿瘤位置深在居于肾中央的肿瘤。

（2）既往有同侧肾脏手术史及有经腹手术史患者，经腹腔途径有相对禁忌证。

（3）未纠正的全身出血性疾病，严重心脏疾病和肺功能不全，以及未控制的糖尿病和高血压，无法耐受手术。

三、术前准备

患者术前准备包括：①血常规、尿常规、肝肾功能、电解质、血糖、凝血功能、血沉、碱性磷酸酶和乳酸脱氢酶等实验室检查项目；②胸部X线片（正、侧位）、腹部彩色多普勒超声、肾脏CT或MRI（平扫和增强扫描）、肾脏血管成像（CTA）等影像学检查项目；③患者术前一晚进食全流质饮食、给予缓泻剂清理胃肠道，以及术前预防性应用抗生素。

四、手术步骤

（一）经腹腔途径RAPN

1. 患者体位

气管插管全身静脉复合麻醉后，留置经鼻胃管及导尿管，患者健侧卧位60°~70°，以专用泡沫垫固定躯干，头颈部以枕垫支撑垫起以维持自然状态，腋窝用橡胶垫垫起。上肢肘关节略弯曲，手臂板向头部展开100°~110°。升高腰桥，使腰部及腹部适当展开，于股骨大转子水平和胸部乳头上方水平用宽胶带将患者与手术床固定牢靠（图3-1）。

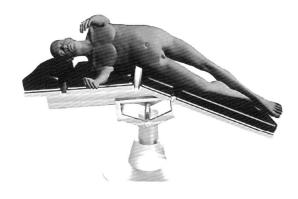

图3-1 经腹腔入路RAPN体位示意图

2. 建立气腹

选择经脐置入气腹针通常最安全，因为所有筋膜层在脐部汇合成单层筋膜。于脐内边缘以尖刀横行切开一个长为3mm皮肤切口，用两把巾钳于切口两侧提起脐周皮肤，拇指和示指持Veress针以垂直于皮肤方向穿破筋膜进入腹膜腔，此时内芯钝针自动弹出并会有明显突破感。将气腹管与Veress针连接，初始以低流量进CO_2气体，保持腹腔压力为12~14mmHg，进气过程中观察气腹机流量和气腹压的变化，并叩诊肝区或脾区。如果气腹机压力报警，提示患者肌肉松弛不充分或Veress针被大网膜或肠壁堵塞，可向外稍拔出气腹针并重新调整其位置。对于有腹腔感染或腹腔手术史的患者，可以采用小切口剖腹术（Hassan方法）逐层切开进入腹腔建立气腹。

3. 穿刺套管分布

采用常规经脐旁入路，气腹建立成功后，于脐头侧两横指处腹直肌旁线处做一纵行10mm切口，随后插入12mm镜头臂套管。拔出Veress针，将气腹管与镜头臂套管接头连接。置入镜头，直视下放置其他套管。头侧的8mm套管置于锁骨中线肋缘下方约两横指处，距离镜头套管8~10cm（约一掌宽）。尾侧的8mm套管放置于腋前线附近，同样距离镜头套管8~10cm（约一掌宽），具体位置要使形成的以镜头套管为顶点的等腰三角形顶角在90°~110°之间。头侧和尾侧的8mm套管作为主要的机器人操作臂通道。另外根据术者的习惯，可以选择在靠近耻骨的腹直肌侧缘，距离上述尾侧8mm套管在腹直肌侧缘的投影8~10cm处再放置一个8mm套管，作为机器人3号操作臂的通道。于脐正中稍下方放置12mm套管作为助手通道。对于右侧手术而言，常另需要在剑突下放置一个5mm套管用于术中牵拉肝脏（图3-2）。

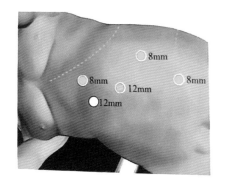

图 3-2　经腹腔入路 RAPN 穿刺套管位置分布图

4. 机器人系统的对接

以镜头通道与 1、2 号操作臂通道中点的连线为轴，机器人沿此轴由患者背侧靠近，机器臂跨过患者背侧与相应的穿刺通道进行对接。首先对接机器人镜头臂与镜头套管，根据其相对位置，前后微调机器人设备使镜头臂上的三角形指示标位于蓝色条带内。然后对接其余三个操作臂到相应的穿刺套管。对接完毕后可以适当将各臂向外牵拉使腹壁外凸，扩大手术视野，获得足够穿刺套管之间的空间，减少机器臂相互碰撞的概率。当各机器臂对接完成后，应再次检查以确保没有对身体其他部位造成压迫。之后安装 30° 镜头，1 号臂放置单极弯剪，2 号臂放置双极 Maryland 钳，3 号臂放置 Prograsp 抓钳，然后在镜头直视下将各器械插入腹腔。在手术操作过程中根据需要，2、3号臂的器械可以对调（图3-3）。

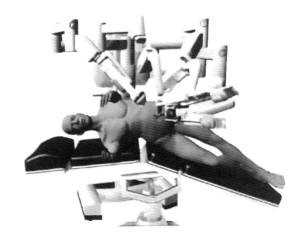

图3-3　经腹腔入路RAPN机器人及机器操作臂的位置分布图

5. 手术步骤（以右侧经腹腔机器人肾部分切除术为例）

（1）进入腹腔后，首先辨认腹腔内解剖标志，松解术野内腹腔内粘连。沿结肠旁沟超声刀锐性切开侧腹膜，将升结肠推向健侧，再切开肝结肠韧带，通过辅助孔置入扇形拉钩，将肝脏下缘向上牵开，暴露术野（图3-4）。

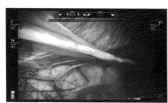
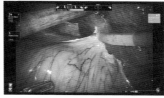

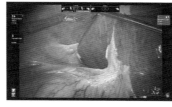

图3-4　松解腹腔内粘连，沿结肠旁沟切开侧腹膜、
　　　　游离肝结肠韧带，并牵开肝脏

（2）游离结肠与十二指肠，充分显露下腔静脉。将
右半结肠与横结肠牵向中线，显露出其后方的十二指
肠，轻柔地游离十二指肠并将其推向中线，暴露出十二
指肠后方的下腔静脉，纵向切开下腔静脉鞘（图3-5）。

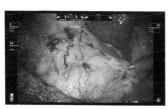
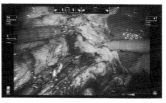

图3-5　游离结肠与十二指肠，充分显露下腔静脉

（3）游离并显露肾动脉与肾静脉。借助3臂的抓钳
将肾脏向上方提起，并从下腔静脉右侧切开肾周筋膜，

游离肾周脂肪至腰大肌；在腰大肌前方分离肾动脉后方的脂肪组织和血管鞘，在肾静脉后方游离肾动脉腹侧，直到游离至适合阻断的肾动脉长度。于肾静脉上方、下腔静脉右侧切开肾周筋膜，探查有无多支肾动脉及分支（图3-6）。

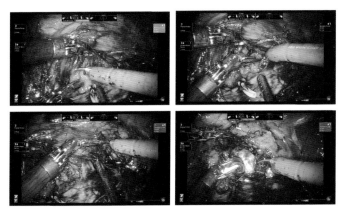

图3-6　切开肾筋膜，充分游离肾周脂肪，显露肾动脉与肾静脉

（4）探寻肾脏肿瘤。切开肾筋膜，游离肿瘤周围脂肪组织（图3-7）。

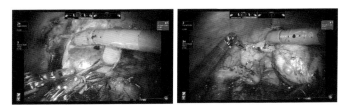

图3-7　明确肾肿瘤位置，切开肾筋膜并游离肿瘤周围脂肪组织

（5）阻断肾动脉。利用3臂抓钳提起肾门，用Bull-dog无损伤血管夹夹闭阻断肾动脉（图3-8）。

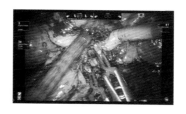

图3-8　使用Bulldog血管夹阻断肾动脉

（6）充分游离并切除肿瘤。提起瘤冠脂肪组织，沿肿瘤旁开0.5 cm切割肾实质，采用钝性分离与锐性分离相结合的方式，游离肿瘤基底部，吸引器牵拉肾床并清理创面渗出，充分将肿瘤及周围少许正常肾组织一并完整切除（图3-9）。

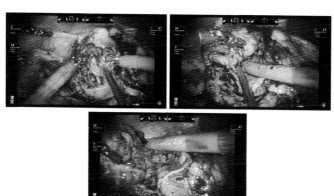

图3-9　充分游离并将肾肿瘤及周围少许肾正常组织完整切除

（7）缝合肾脏创面，修复闭合肾脏缺损。检查创面无活动性出血及渗液后，将1臂的单极剪刀和2臂的双极电凝均更换为持针器，用1-0 Quill线（带倒刺的可吸收缝合线）连续缝合创面。缝合之前在其线尾固定1枚Hem-o-Lok夹。分两层缝合，第一层先缝合创面及肾髓质，髓质连续缝合完毕后，最后一针从肾髓质穿出肾包膜，拉紧缝线，用Hem-o-Lok固定；第二层连续缝合肾皮质全层，闭合肾脏创面，最后一针用Hem-o-Lok固定（图3-10）。

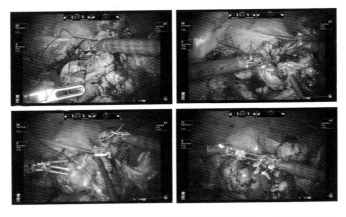

图3-10　使用Quill可吸收缝线充分缝合肾脏创面，闭合肾脏缺损

（8）移除Bulldog无损伤血管阻断夹，恢复肾脏血供。降低气腹压力至3~5 mmHg，检查确认肾脏创面无

活动性出血，使用标本袋将标本取出，术区留置橡胶引流管一根，缝合关闭皮肤切口（图3-11）。

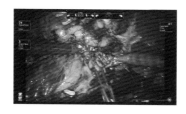

图3-11　移除Bulldog血管阻断夹，恢复肾脏血供

（二）经后腹腔途径RAPN

1.患者体位

气管插管全身静脉复合麻醉，麻醉成功后留置导尿管，患者取完全健侧卧位，升高腰桥，双上肢于置臂板上固定。

2.建立气腹和穿刺套管分布

以右侧后腹腔机器人肾部分切除术为例，于腋中线髂嵴上方2cm处作一长2~3cm横行切口为镜头通道，大弯钳扩开腰背筋膜，手指推开脂肪，置入自制扩张器，充气约800ml扩张腹膜外空间。肋缘与髂嵴连线中点线与腋后线交点处为机器人操作臂2臂位置，切开8mm横行切口，在手指引导下置入套管。于镜头孔置入12mm套管，并缝合皮肤固定。连接气腹机待气腹压升至

14mmHg后，将机器人30°镜头直视下于2臂套管置入吸引器，钝性推开腹膜，于机器2臂水平，腋前线外1~2cm处为机器人操作臂1臂套管位置。1臂套管与镜头套管连线中点下6~8cm处直视下置入12mm套管作为一助的辅助通道。两机器人操作臂与镜头通道之间成角应大于90°（图3-12）。

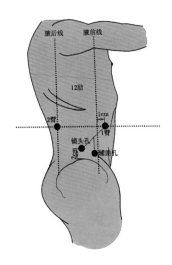

图3-12　经后腹腔入路RAPN穿刺套管分布示意图

3.机器人系统的对接

机器人从患者头侧，身体长轴方向垂直进入，首先对接机器人镜头臂与镜头套管，根据其相对位置，前后微调机器人设备使镜头臂上的三角形指示标位于蓝色条带中央，这样镜头与镜头臂在一条线时所呈现的就是正中的视野。然后对接其余两个操作臂到相应的穿刺套管。之后安装镜头，1臂放置单极弯剪，2臂放置双极Maryland钳，在镜头直视下将各器械插入腹腔，助手位于患者腹侧（图3-13）。

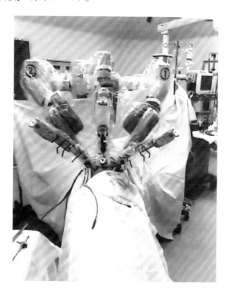

图3-13　经后腹腔入路RAPN机器人及机器操作臂的位置分布图

4. 手术步骤（以右侧后腹腔机器人肾部分切除术为例）

（1）建立腹膜后手术操作空间。清理腹膜后脂肪，辨认腰肌、腹膜返折及肾周筋膜等解剖标志（图3-14）。

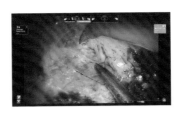

图3-14　建立腹膜后手术操作空间，清理腹膜后脂肪，辨认术野解剖标志

（2）显露肾脏并探查肿瘤位置。辨明腹膜返折，在腹膜返折的内侧纵行剪开肾筋膜，切开肾周脂肪囊，采用钝性分离与锐性分离相结合的方式游离肾脏，显露肿瘤和周围肾实质（图3-15）。

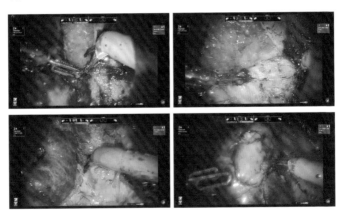

图 3-15　剪开肾筋膜，分离肾周脂肪，
充分游离肾脏并显露肾肿瘤

（3）阻断肾动脉，充分游离并切除肾肿瘤。在腰大

肌与肾脏背侧的脂肪囊之间，锐性分离肾门处脂肪组织，循肾动脉搏动打开血管鞘，充分游离并显露肾动脉。使用Bulldog无损伤血管阻断夹阻断肾动脉；提起瘤冠脂肪组织，沿肿瘤旁开0.5 cm切割肾实质，采用钝性与锐性分离相结合的方式，游离肿瘤基底部，吸引器牵拉肾床并清理创面渗出，完整切除肿瘤及周围少许肾实质（图3-16）。

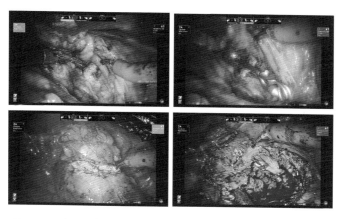

图3-16　探寻并阻断肾动脉，完整切除肿瘤及周围少许肾组织

（4）缝合肾脏创面，修复闭合肾脏缺损。将1臂的单极剪刀与2臂的双极电凝均更换为持针器，用1-0 Quill可吸收缝线连续缝合创面。提前在线尾固定1枚Hem-o-Lok夹。分两层缝合，第一层先连续缝合肾髓质

及创面，肾髓质缝合完毕后，最后一针从肾髓质穿出肾包膜，收紧缝线，用 Hem-o-Lok 夹固定；第二层连续缝合肾皮质全层，闭合肾脏创面，最后一针用 Hem-o-Lok 夹固定（图 3-17）。

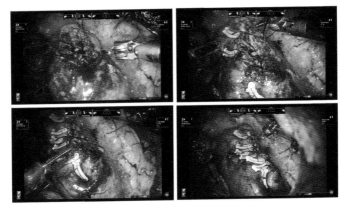

图 3-17　使用 Quill 可吸收缝线充分缝合肾脏创面，闭合肾脏缺损

（5）移除 Bulldog 血管阻断夹，恢复肾脏血供。降低气腹压力至 3~5 mmHg，检查确认肾脏创面无活动性出血，用标本袋将标本取出，术区留置橡胶引流管一根，关闭皮肤切口（图 3-18）。

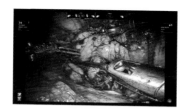

图3-18　移除Bulldog血管阻断夹，恢复肾脏血供

五、术后处理

术后卧床休息1~2天，鼓励患者床上活动四肢，并可在别人帮助下翻身，勿需绝对卧床。常规预防性应用抗生素。患者下床活动后即可拔出导尿管。腹腔或腹膜后引流管24小时引流量少于10ml、无漏尿及发热，下床活动后引流量无变化，可拔除引流管。术后两周内勿过多活动。

六、术后并发症及其防治

（1）创面出血。发生率为4.5%。术中大出血是中转开放手术的主要原因。切除肿瘤前夹闭肾动脉可减少术中出血；肿瘤切除后确切的缝合肾实质缺损，创面喷洒生物止血凝胶，可有效减少术后出血、渗液。术后继发出血保守治疗无效时，可考虑行选择性肾动脉栓塞。

（2）尿漏。发生率为2.0%，是术后主要并发症。可能由破损的肾集合系统缝合欠佳、术中误伤输尿管或局部肾组织坏死等原因引起。术中有效夹闭肾动脉，保持创面术野清晰，有助于及时发现集合系统的破损，以便及时修补。大多数尿性囊肿可行经皮置管引流和（或）留置输尿管内支架管解决。

（3）伤口感染。发生率约为1%，予常规引流，伤口换药，全身使用抗生素。

（4）周围脏器损伤。发生率约为0.8%。一旦损伤，按照相关外科原则处理。

七、注意事项

（一）经腹腔入路RAPN阻断肾动脉的位置

（1）沿腰大肌和右肾静脉之间寻找并阻断肾动脉。切开下腔静脉血管鞘后游离并显露右肾静脉，在下腔静脉外侧切开肾周筋膜与肾周脂肪，直至腰大肌，沿腰大肌表面游离至肾蒂后方，在右肾静脉与腰大肌之间寻找右肾动脉。该方法适用于大多数无变异的单支右肾动脉，阻断位置靠近肾门。若右肾动脉为多支变异或在下腔静脉深面就已分支，则无法有效阻断。这种情况需要通过下腔静脉左侧寻找和阻断右肾动脉。

（2）下腔静脉左侧寻找和阻断右肾动脉。切开下腔静脉血管鞘后，推开结肠和十二指肠，在下腔静脉左侧游离左肾静脉，牵开左肾静脉后，于其深面切开右肾动脉血管鞘，游离右肾动脉，从腹主动脉表面寻找多支变异或较早分支的右肾动脉的起始部，阻断两支右肾动脉。该方法适用于所有的右肾动脉阻断，但因操作相对复杂，损伤血管和十二指肠的风险增高，故用于一般方法不能有效阻断肾动脉的多支变异右肾动脉或在下腔静脉深面就已分支的右肾动脉。

（二）经腹腔入路RAPN肾蒂阻断方式

肾蒂阻断方式分为仅阻断肾动脉和肾动脉肾静脉同时阻断。在开展经腹腔途径RAPN的早期阶段，仅阻断肾动脉，发现术中切除肿瘤基底部时，肾脏创面静脉性渗血明显增多，影响术野清晰。术中观察到下腔静脉和肾静脉等大静脉较后腹腔镜手术时明显充盈，静脉血液压力增高导致肾脏创面渗出增多。同时阻断肾动脉和肾静脉后，肾脏创面渗血明显减少。而在经后腹腔途径RAPN，仅阻断肾动脉即可。

第四章

机器人辅助腹腔镜
妇科肿瘤手术

一、概述

详见机器人辅助腹腔镜肝癌根治术。

二、准备

（一）术前评估

1.一般状况

术前评估全身状态，及时纠正各项异常。术前一天备腹会阴部皮肤，彻底清洁脐孔，清洁灌肠，必要时行阴道擦洗。

2.对疾病的评估

分析病史，完善体格检查，分析影像学（包括超声、CT 和 MRI）资料。

3.麻醉方式

采用气管插管全身麻醉。

4.体位

采用膀胱截石位，必要时放置举宫杯。

（二）手术器械准备

1.机器人手术器械

为机械臂配套机械。包括心包抓钳、圆孔双极电凝钳或马里兰双极电凝钳、超大号针持、单极电剪。其余酌情使用。

2.腹腔镜器械

为助手使用。包括5 mm、12 mm套管穿刺器、分离钳、心包抓钳、剪刀、施夹钳及钛夹、可吸收夹、一次性取物袋、小方纱、负压吸引器等。

3.其他

术者根据医院自身条件及个人习惯选用机器人和腹腔镜器械搭配使用。

（三）机器人系统准备

（1）机器人系统开机自检。

（2）检查器械是否齐全，功能是否良好。特别注意机械臂运动是否灵活，专用器械可转腕有无活动受限，剪刀、抓钳等是否正常开合。

（3）机械臂安装专用一次性无菌套，连接成功后关节部位卡扣会完成自检。

（4）达芬奇Si系统及更早版本系统的机器人专用镜头连接光源，白平衡，对焦以及三维校准确认后，应在热水中加温，防止起雾。而达芬奇Xi系统的镜头为自动白平衡、自动对焦及三维校准，同时头端有加温功能，需提前打开光源。

（5）注意调整手术台四周及上方设备，妥善固定各设备供电传输线路，避免影响机械臂运动。地面线缆应以保护物覆盖，避免牵拉线缆造成器械故障。

（6）若在手术过程中发生机械臂活动相互磕碰，可以及时地对机械臂位置进行适当的调整。

（7）术者可以通过调整控制台上的人体工程学调节按钮，调整主操控台的目镜高低和倾斜角度、手臂支撑架的高度。

（四）中转开腹的指征

（1）术中出现难以控制的大出血，且经微创手段难以切实止血。

（2）病人出现难以耐受气腹表现。

（3）机器人设备出现无法解决的机械故障。

三、盆腔、腹主动脉旁淋巴结清扫术

（一）适应证

（1）经病理确诊的Ⅰ-Ⅱ期子宫内膜癌。

（2）经病理确诊的ⅠA-ⅡA期宫颈癌。

（3）经病理确诊的ⅠA-ⅡA期卵巢癌。

（二）体位和Trocar布置

（1）手术体位：采取截石位，头低足高30°，以便肠管上移，暴露后腹膜。

（2）操作孔布局：镜头孔位于脐上6~8 cm（如拟行三、四级淋巴结清扫可上移至脐上10 cm）；其他孔位均位于脐上2 cm水平以上。1号、3号器械臂位于患者右侧，2号器械臂、助手孔位于患者左侧（达芬奇Xi设备的镜头采用了和器械同样的8 mm器械，器械编号有所变化，2号器械对应1号臂，镜头对应2号臂，1号器械对应3号臂，3号器械对应4号臂，后文不再赘述）；各孔位间保证水平方向间距8 cm以上（腹围较小的患者可适当向患者左侧移动镜头孔，缩小助手孔与镜头孔间的距离），两侧器械臂孔位不要超过腋前线以外，否则器械将无法触及同侧盆壁。打孔完成后，5处孔位呈扇形分布于脐上。床旁机械臂从腿侧推入。建议气腹压维持在12~14 mmHg（1 mmHg=0.133 kPa）。

（三）手术操作规范

清扫腹主动脉旁淋巴结：自腹主动脉分叉水平打开后腹膜。向上沿腹主动脉打开腹膜至十二指肠下缘，注意避开肠系膜下动脉。向右沿髂总动脉表面打开腹膜，助手向头侧提起腹膜，暴露下腔静脉。外推右侧输尿管，此时可以清楚看到淋巴结的边界。整块切除腹主动脉表面、下腔静脉表面、下腔静脉右侧淋巴结。助手将肠系膜下动脉拉向左侧，外推左侧输尿管，暴露并清扫腹主动脉左侧及左髂总淋巴结。向左提起结肠系膜，清扫骶前淋巴结。

清扫盆腔淋巴结：游离骨盆漏斗韧带，自骨盆入口平面电凝、切断右侧骨盆漏斗韧带。继续沿髂外动脉与腰大肌之间打开侧腹膜至圆韧带高度。电凝，切断圆韧带。沿圆韧带打开阔韧带前叶至宫旁。向左牵拉右侧输尿管，暴露右侧髂总分叉处。自右髂内动脉起始处游离髂内动脉，挑起侧脐韧带（髂内动脉终末支），打开闭孔窝。向左推开膀胱，打开膀胱侧间隙。依次清扫髂总、髂外、腹股沟深、闭孔、髂内、宫旁淋巴结。同法清扫左侧盆腔淋巴结。

四、广泛子宫切除术

（一）适应证

（1）经病理确诊的ⅠA–ⅡA期宫颈癌。

（2）子宫内膜癌类及宫颈间质。

（二）体位和Trocar布置

1.手术体位：采取截石位，头低足高30°，以便肠管上移，暴露后腹膜。

2.操作孔布局：同盆腔、腹主动脉旁淋巴结清扫手术。

（三）手术操作规范

靠近盆壁切断右侧圆韧带，紧贴圆韧带打开阔韧带前叶，提起膀胱，打开膀胱腹膜反折，下推膀胱。子宫摆向左侧，向左提起侧腹膜，牵起右侧输尿管，游离输尿管至骶韧带旁。打开阔韧带后叶，继续向下打开腹膜，打开直肠侧窝，游离右侧骶韧带。上推子宫，打开子宫直肠反折腹膜及左侧直肠侧窝，切开双侧直肠侧韧带，下推直肠。将子宫牵向左侧，自子宫动脉起始处电凝并切断子宫动脉，向头侧牵拉子宫动脉断端，顿锐性分离子宫动脉与输尿管间隙，切断子宫动脉的输尿管营养支，打开膀胱宫颈韧带前叶，分离输尿管与主韧带复合体间隙，切断膀胱中静脉及子宫深静脉，打开膀胱宫颈韧带的后叶。切除骶韧带 2~3 cm。同法处理左侧子宫韧带及血管。切除阴道 2~3 cm。自阴道取出标本。连续缝合阴道残端。

五、大网膜切除术

（一）适应证

（1）经病理确诊的卵巢癌。

（2）大网膜肿物活检提示恶性肿瘤。

（3）经病理确诊的浆液性或透明细胞子宫内膜癌。

（二）体位和Trocar布置

大网膜切除术常常为卵巢癌肿瘤细胞减灭术的一部分。因此应尽可能的采取兼顾子宫切除与淋巴结清扫的装机打孔模式。可以采用两种体位与穿刺器布置：头高位顺向装机和头低位逆向装机。

1.头高位顺向装机

（1）特点：这种装机方式视野方向同其他妇科手术，无需倒换机械臂方向，缺点是受制于器械活动范围，无法完成脾区较高位置的大网膜切除。适合达芬奇Si或其他无法在床旁转换器械方向的机器人设备。

（2）手术体位：采取截石位，头高足低15°，使大网膜充分下垂，过分头高将导致操作空间狭小。连接机械臂时应注意尽可能远离患者，以增加机械臂回旋的角度，便于切除更高位的大网膜。

（3）操作孔布局：同盆腔、腹主动脉旁淋巴结清扫孔位，如患者条件允许，可将5个孔位均向头侧移动2 cm。从而为切除大网膜尽可能创造条件。

2.头低位逆向装机

（1）特点：这种装机方式视野与子宫切除相反，需要经过一段时间的适应。由于需要倒换机械臂方向，更适用于达芬奇 Xi 或能够转换器械臂方向的机器人设备。能够相对比较容易的完成脾区较高位置的大网膜切除。缺点是需要调转机械臂的方向。

（2）手术体位：采取截石位，头低足高30°。

（3）操作孔布局：采取"一"字形排列的穿刺孔布局，即镜头孔位于脐轮内，助手孔、机械臂孔位分别位于脐旁两侧，各孔位间保证水平方向间距8 cm 以上。对于镜头活动角度欠佳的设备，也可以不将镜头孔位置于脐孔内，而是分别在脐上 3 cm、脐下 3 cm 进行穿刺，形成两处镜头孔位。做盆腔手术操作时，使用脐上的孔位作为镜头孔，做上腹手术操作时，使用脐下的孔位作为镜头孔。这样的布局能够以多一个穿刺孔的代价提供显著改善的视野，尤其适合于需要联合其他科室的MDT手术。

3.手术操作规范

沿横结肠打开网膜囊，电凝并切断网膜组织。上至胃大弯，下至横结肠，左至结肠脾曲，右至结肠肝区将大网膜切除。

六、腹股沟淋巴结清扫【要点、技巧、注意事项】

（一）适应证

经病理确诊的IB-II期外阴癌。

（二）体位和Trocar布置

1.手术体位，采取仰卧分腿位

采取截石位，头低足高30°，以便肠管上移，暴露后腹膜。

2.操作孔布局

做腹股沟淋巴结清扫时，因空间受限，仅使用镜头及两个机械臂完成手术。取脐轮下缘做1.5 cm小切口，右手食指伸入此小切口内，在Scarper筋膜表面进行钝性分离，扩张出一个扇形腔隙，置入穿刺戳卡；镜头孔位于脐轮下缘，深达Scarper筋膜表面。左右两侧通用的器械臂孔位于脐与耻骨上缘连线中点。清扫右侧腹股沟淋巴结时，另一器械臂位于脐右侧8 cm；助手孔位于麦氏点外侧2 cm。床旁机械臂从右腿侧方推入。清扫左侧腹股沟淋巴结时，镜头与脐耻之间的器械孔位可以继续使用，另一器械孔与助手孔取对侧同样位置即可。建议气腹压维持在12~14 mmHg（1 mmHg = 0.133 kPa）。

（三）手术操作规范

打开 Scarper 筋膜表面的间隙，上界至腹股沟韧带上方 3 cm，外侧至阔韧带，内侧至内收肌，下方至股三角顶端，暴露腹股沟淋巴结。打开股动静脉鞘，清扫卵圆窝内的淋巴脂肪组织送病理，放置负压引流管并固定，缝合皮下组织及皮肤。注意此时需确实关闭镜头孔位周围的间隙，避免清扫对侧时气体回流。然后同法清扫对侧淋巴结。

七、主要并发症的预防与处理

（一）术中并发症

术中并发症主要有血管损伤、脏器损伤、神经损伤三类。为了最大程度的规避术中并发症带来的风险，术前患者必须充足备血，进行充分、彻底肠道准备。留置胃管并不是必需的术前准备。怀疑肿瘤压迫或累及泌尿系统者，可术前置入输尿管双"J"管或输尿管支架。

1.术中血管损伤的处置

血管损伤往往发生突然，需要迅速正确应对。其原因有两种：一是患者自身因素导致的无法避免的血管损伤。如肿瘤侵犯血管外膜，或者自身血管变异产生新的分支。遇到这种情况时，提前结扎预计将要损伤的血管是相对稳妥的处理方式。二是术者技术原因造成的失误。即使经验最为丰富的肿瘤手术专家，也有可能在术中错误的判断血管的走行，或是在已经正确判断的情况下，错误的手法操作导致的血管误损伤。这种情况下，首先必须立即控制出血。可以采用压迫或者阻断血流上游的方式，不可盲目钳夹或缝扎。控制出血后应该吸净积血，保持术野清晰，看清出血点后确定止血的方式。

静脉损伤较为多见。清扫淋巴结过程当中造成的静脉出血多为静脉属支的末端出血，此类小的出血点可以采用电凝的方式止血，双极轻点出血点即可实现良好的止血效果，如果电凝过度则可能造成血管纤维组织坏死，术后坏死组织脱落而造成再次出血。术中牵拉或者暴力操作造成的静脉壁撕裂伤，或者超声刀击穿血管造成的较大血管损伤往往需要缝合止血。缝合前先要用无创血管钳钳夹损伤的血管壁，充分暴露需缝合的部位（此步骤可以借助3号机械臂完成，更加稳定。）。缝合时可以采用5-0不可吸收的聚丙烯合成线连续缝合，闭合出血点即可。缝合后需至少完成6~8次打结，以防术后线结滑脱。如果遇到静脉的整体离断，那么应立即断扎血管，减少出血量。通常情况下，除门静脉，肠系膜上、下静脉，腔静脉肾上段外，其余的静脉（包括髂内静脉、髂外静脉甚至是髂总静脉）在必要时都可以结扎以挽救生命。动脉损伤相对少见，但更容易造成严重的后果。对于一些末端小动脉的损伤，完全可以采取电凝、外科夹夹闭等方式直接阻断出血。但是对于有命名的动脉损伤则需要进行血管吻合。此时可采用无创血管钳先夹闭阻断出血点，随后对血管进行吻合。

机器人手术平台虽然为血管的缝合和吻合手术提供了优秀的条件，但是术者一定要根据自身情况评估手术风险，及时中转开腹能够为挽救患者的生命创造更好的条件。可以先在机器人视野下确切压迫止血的同时开腹（此过程可以保持一个机械臂持续压迫止血，取出其他机械臂）。血管损伤修复后，由于血管内膜受损，术后产生血栓的风险大大增加，通常应于术后24小时起应用抗凝药物预防血栓。同时，患者术后需要更加完善的抗感染、营养支持治疗，从而促进受损血管的恢复，预防各种原因造成的再次出血。

2.术中脏器损伤的处置

机器人妇瘤术的范围可涉及全盆腹腔。主要包括肠道损伤、泌尿系损伤。直肠，乙状结肠的损伤发生率为

0.6%~2.8%，最常损伤的位置是直肠前壁。此处位于盆腔最低点，肿瘤易种植，子宫内膜异位症的病灶也容易在此形成结节。一旦造成肠道的损伤，首先应判断损伤处有无肿瘤浸润，如为肿瘤浸润导致的损伤，则应游离远端和近端肠管，分别予以切断后吻合或造瘘。如果是电器械造成的局部热损伤，可以垂直于肠管方向连续缝合浆肌层予以加固。如果是深达黏膜层的损伤，需要首先间断缝合全层，再连续缝合浆肌层加固。无论创面方向如何，均应平行于肠管走行方向进针，将切口拉伸成垂直于肠管走行的方向。这样能够有效避免术后肠腔狭窄的风险。值得注意的是，在清扫腹主动脉旁淋巴结时，尤其是进行四级组的淋巴结清扫时，一定要注意避免十二指肠损伤。十二指肠水平部位于腹膜后，背侧紧贴腹主动脉与下腔静脉。清扫腹主动脉旁淋巴结时，如果不能充分牵开腹膜，操作过程中电器械就有可能造成十二指肠损伤。由于十二指肠内含激活后的消化液，一旦发生十二指肠瘘将会导致严重的腹膜炎，危及患者生命，必须经由专科医师处理。

泌尿系损伤发生率为1.2%~3.5%，以膀胱、输尿管损伤多见。膀胱损伤多见于打开膀胱宫颈反折腹膜的过程，如腹膜开口过低则容易损伤膀胱。正确的膀胱宫颈间隙是一片无血管区，而膀胱肌层内含丰富的血供，所以在下推膀胱的过程中，如果出现出血则提示很有可能进入了错误的间隙，这时及时止血后再认真辨认解剖结构，找到正确的层次，就能避免膀胱黏膜层的损伤。膀胱浆肌层损伤可采用连续缝合的方法缝合创面即可。如果损伤达到了黏膜层，则需要首先间断缝合黏膜面缺损，再连续缝合浆肌层创面。缝合过程中注意远离输尿管开口。如果损伤膀胱三角区，则可能会导致术后膀胱功能受损，需要请专科会诊评估后续处置方案。输尿管损伤多见于腹段输尿管或盆段输尿管远端。输尿管腹段损伤的主要原因是打开腹膜时未能辨别输尿管。在打开后腹膜时，需要尽量提起腹膜，看清输尿管走行。使用超声刀等能量器械时，将工作面向外，降低能量辐射损伤输尿管的可能性。高位输尿管损伤需行输尿管吻合，吻合时注意保护输尿管血供，将远近断端分别做一纵行切口，外翻缝合输尿管。以此避免术后输尿管狭窄形成梗阻。盆段输尿管远端的损伤常见于外推输尿管、打开输尿管隧道的过程中操作不当。此处的损伤应尽量行输尿管膀胱再植而非输尿管吻合，以此减少术后输尿管瘘的风险。无论是输尿管吻合或输尿管膀胱再植，术中均应留置输尿管双"J"管，术后三个月后取出。

其他盆腹腔脏器如肝脏、胆囊、胰腺、脾脏、肾脏或神经的损伤相对少见，一旦发生往往需要专科会诊协助处置。

（二）术后并发症

感染是妇科肿瘤手术术后最常见的并发症，发生率约4%。感染重在预防，术中、术后及时应用抗生素，注意术中无菌原则，切口及时换药都能有效减少感染的风险。如果发生切口感染，则应及时打开创面，彻底清创，遮遮掩掩只会使感染更加难以控制。

出血是一类比较凶险的术后并发症，关键在于正确、及时的做出判断。绝大多数患者术后阴道可有少量的血性分泌物，这种情况下无需特殊处置，多数情况下出血可自行停止。比较危险的是术后突然发生的腹腔内大量出血。这种出血往往继发于一定诱因之后，如感染、便秘、磕碰等。一旦确诊，应及时手术探查。

（三）特殊并发症

瘘是机器人妇科肿瘤术后最严重的一类并发症。相对常见的有肠瘘、输尿管瘘、膀胱瘘。其产生原因有两种，一是吻合口愈合不良，二是术中损伤相应器官。如果损伤在术中已经形成但未发现，术后一周则可表现出相应体征。而吻合口愈合不良，或术中能量器械对组织造成热损伤组织坏死、脱落形成的瘘，则会在术后10~14天表现出相应的体征。

肠瘘多见的形式是直肠阴道瘘或腹腔内瘘。直肠阴道瘘的主要表现是阴道排气排便。少数较小的直肠瘘通过无渣饮食、坐浴的方法能够自行愈合。但大多数情况下需要待3~6个月后行直肠阴道瘘修补。腹腔内的肠瘘则会出现剧烈的、无法缓解的腹痛。CT或X线检查能够发现腹腔内积气则可以明确诊断。部分轻症的肠瘘可以通过充分引流或腹腔冲洗后自行愈合，但是如果患者全身症状重，则需要及早手术探查。常用的手术处理方式是瘘口近端腹壁造瘘，远端旷置，待3~6个月后再次手术还纳造瘘口。

泌尿系瘘也可表现为膀胱（输尿管）阴道瘘或膀胱（输尿管）腹腔内瘘。膀胱（输尿管）阴道瘘的主要表现是阴道大量排液，同时伴尿量减少。腹腔内瘘的表现则是引流液突然增多或不明原因的腹水伴尿量减少。高度怀疑此并发症时，可留取渗液查肌酐尿素氮，如显著升高则可确诊。膀胱镜检查、逆行输尿管造影、静脉肾盂造影等检查均可明确瘘口位置。对于输尿管瘘，可以尝试置入输尿管双"J"管，或行超声引导下患侧肾盂穿刺造瘘。这样可以旷置受损的输尿管，为后期手术创造条件，部分小的瘘口甚至可以自行愈合。手术修补时机尚有争议，可以立即进行或3个月后进行。

值得注意的是，化疗会在一定程度上影响瘘口的愈合，再次手术对患者也会造成新的创伤。因此，针对需要化疗的恶性肿瘤患者，需要个体化评估病情，权衡患者的耐受情况，制订最合适的处置方式。

第五章

机器人胃癌手术操作技术指南

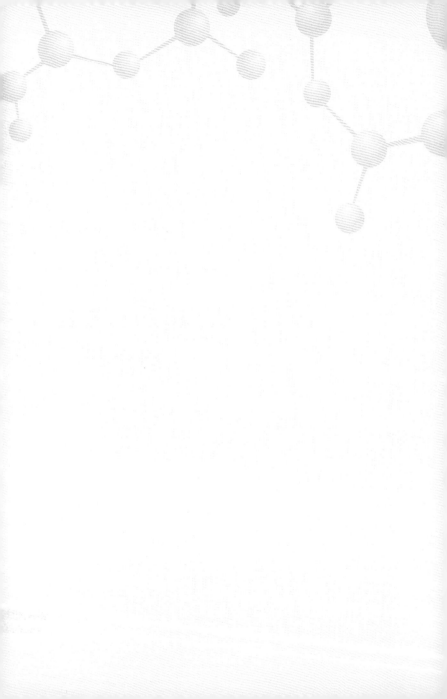

一、总论

机器人微创手术近年来在临床的应用越来越多，机器人手术系统具有灵活的可旋转机械臂，改变了腹腔镜手术器械不能弯曲的不足，能以不同角度在靶器官周围进行操作，特别是对深、狭小空间等困难部位的操作具有较大优势，在一定程度上提高了手术医师的操作能力。为进一步促进我国机器人胃癌手术标准化、规范化的发展，保障手术安全和临床疗效，我们组织业内专家，通过反复研讨，制定《机器人胃癌手术操作技术指南》，希望对即将开展或正在开展机器人胃癌手术的外科医师提供技术上的指导和帮助。

二、技术特点

机器人手术操作系统在临床应用中以达芬奇（da vinci）手术系统为主，目前国内装机最多的是第3代Si系统和第4代Xi系统。达芬奇手术系统由视频成像系统、机械臂系统、医生操控台三部分组成。相较第3代达芬奇Si系统及更早版本，第4代达芬奇Xi系统在原有540°旋转仿真手腕、裸眼3D立体视野及操作稳定的基础上，提升了系统功能，具有可旋转悬吊式手术臂，机械臂更细，手术器械更长，可减少术中机械臂相互碰撞，扩大了有效手术操作范围。摄像头镜身更为轻巧，可安装于任何一个Trocar上使用，将其安装到位后，按下系统自动调节按钮其余机械臂可自动调整到最佳位置，调整手术视野更方便。达芬奇手术系统诸多优化设计，使手术前期准备工作更加便捷，缩短了手术操作时间。

目前多项临床研究结果显示机器人手术系统应用于胃癌手术安全、可行。同腹腔镜手术相比，机器人胃癌手术术中出血量更少、淋巴结清扫数目更多，特别是在胰腺上区等第2站淋巴结清扫以及对深在、狭小空间等操作困难的部位进行手术，机器人系统具有较大的优势。在胃切除手术后消化道重建方面，由于机器人手术系统具有裸眼三维立体视野及灵活的内腕，使腹腔内的缝合更方便快捷，因而在全机器人胃癌手术消化道重建方面更具有优势。另外，机器人手术系统目前亦存在一定的不足。比如：缺少触觉反馈，在术者经验不足的情况下容易导致组织损伤；装机时间较长，术中变换体位不方便，这些都会延长整体手术时间；手术费用较高等。

三、基本要求

（一）机器人胃癌手术适应证

①术前评估肿瘤浸润深度≤T4a级；②胃癌术前分期为Ⅰ、Ⅱ、Ⅲ期；③对于经验丰富胃外科医师，可探索性应用于根治性联合脏器切除手术。

（二）机器人胃癌手术禁忌证

①因心、肺功能不能耐受全身麻醉者；②腹腔内广泛粘连；③肿瘤广泛浸润周围组织或有肿大融合淋巴结；④凝血功能障碍；⑤胃癌急诊手术（如上消化道大出血）。

四、术前准备

（一）术前评估

1.患者一般情况评估

完善术前检查，评估患者手术适应证及对手术的耐受性，包括合并症（高血压病、糖尿病、冠心病等）的评价与处理，营养风险筛查及营养治疗，美国麻醉师协会评分，深静脉血栓风险评估及干预等。

2.肿瘤位置及分期的评估

通过影像学资料（主要是胃镜、超声内镜和增强CT等）了解病灶位置和分期，以评估是否适合行机器人手术以及手术方式。

（二）器械准备

1.机器人系统及机械臂配套器械

气腹机、腹腔镜显示系统、超声刀、电凝平台、机械臂专用一次性无菌套、穿刺器、十字校准器、无损伤抓钳、Maryland双极电凝钳、针持及单极电剪等。

2.助手用器械

穿刺器、分离钳、抓钳、剪刀、施夹钳及钛夹、可吸收夹、一次性取物袋、内镜下切割闭合器、吻合器以及负压吸引器等。

五、手术方式

（一）机器人辅助胃癌根治术

机器人辅助胃癌根治术是指胃癌淋巴清扫在机器人下完成，消化道重建时需要辅助小切口在体外完成。

（二）完全机器人胃癌根治术

完全机器人胃癌根治术是指胃癌淋巴清扫及消化道重建均在机器人下完成。手术方式应根据患者情况、手术团队习惯与经验以及医院条件进行选择。手术类型分为机器人全胃切除术、机器人远端胃大部切除术、机器人近端胃大部切除术以及机器人保功能胃切除术等。

六、中转开腹指征

机器人胃癌手术过程中如出现以下情况需中转开腹：①术中出现难以控制的大出血；②术中发现病灶显露困难或预计切除困难；③术中损伤其他器官处理困难；④机器人设备机械故障。

七、机器人胃癌手术原则

胃癌手术以根治为目的，应保证切缘安全。参考《中国腹腔镜胃癌根治手术质量控制专家共识（2022版）》《机器人胃癌手术中国专家共识（2021版）》《Siewert Ⅱ型食管胃结合部腺癌腔镜手术治疗中国专家共识（2019版）》及日本第15版《胃癌处理规约》等。

（一）手术切缘及切除范围

T1期肿瘤，手术切缘距肿瘤距离≥2 cm；T2期及以上非浸润性肿瘤，手术切缘距肿瘤距离≥3 cm，而浸润性肿瘤则手术切缘距肿瘤距离≥5 cm。切缘可疑阳性时，需行断端全层快速冷冻切片病理学检查。食管切缘距离建议≥2 cm，原则上应保证切缘快速冷冻切片组织病理学检查结果阴性。手术切除范围需根据肿瘤部位进行确定。

（二）淋巴结清扫范围

按肿瘤部位及手术切除范围行淋巴结清扫术。cT1aN0 期的患者或肿瘤长径≤1.5 cm、分化型 cT1bN0 期患者可行 D1 淋巴结清扫术；对于其他 cT1bN0 期患者应行 D1+第 8a、9 组淋巴结清扫术（如为全胃尚需清扫第 11p 组淋巴结）；对于 cT1N+M0 期及 cT2~4N0/+M0 期患者应行标准 D2 淋巴结清扫术。对于分期较晚的胃大弯侧肿瘤以及第 4sb 组或第 11d 组淋巴结术中快速冷冻结果阳性时应考虑清扫第 10 组淋巴结。对于食管胃结合部癌 Siewert Ⅱ、Ⅲ型，食管浸润长度为 2.1~4.0 cm 时须行下纵隔淋巴结清扫术（至少需清扫第 110 组淋巴结）；食管浸润长度≤2.0 cm 时可不清扫下纵隔淋巴结。

根治性全胃切除：①D1 淋巴结清扫包括第 1~7 组淋巴结；如食管受累包括第 110 组淋巴结。②D1+淋巴结清扫包括 D1+第 8a、9、11p 组淋巴结；如食管受累包括第 110 组淋巴结。③D2 淋巴结清扫包括 D1+第 8a、9、11p、11d、12a、±10 组淋巴结；如食管受累包括第 19、20、110 及 111 组淋巴结。

根治性远端胃切除：①D1 淋巴结清扫包括第 1、3、4sb、4d、5、6、7 组淋巴结。②D1+淋巴结清扫包括

D1+第 8a、9 组淋巴结。③D2 淋巴结清扫包括 D1+第 8a、9、11p、12a 组淋巴结。

根治性近端胃切除：①D1 淋巴结清扫包括第 1、2、3、4sa、4sb、7 组淋巴结；②D1+淋巴结清扫包括 D1+第 8a、9、11p 组淋巴结；如食管受累包括第 110 组淋巴结。

八、消化道重建

胃癌术后消化道重建包括辅助小切口重建和完全机器人下重建。机器人手术系统由于拥有裸眼 3D 视野和灵活可旋转"内腕"，因此具有腹腔内缝合优势。对于经验丰富的术者，可采用完全手工缝合进行消化道重建，但在机器人下缝合，要特别关注缝合的针距和边距，由于机器人视野的放大倍数是 10 倍以上，缝合时要准确把握缝合的针距与边距，以免针距或者边距过小而造成吻合口出血或吻合口瘘的发生。

九、麻醉、体位及戳孔布局

患者全身麻醉，气管插管，取仰卧头高足低分腿位。戳孔常规采用 5 孔"W"型布局，Xi 机器人系统其戳孔可采用 5 孔直线型布局。脐下 2 cm 为观察孔，建立 CO_2 气腹，其余戳孔布局可参考以下两种布局，不同术者对机械臂和助手Trocar放置的位置略有不同，可根据习惯进行调整。

（一）"W"型布局

左腋前线肋缘下置8 mm Trocar作为第1机械臂主操作孔，左锁骨中线平脐下2 cm置12 mm Trocar作为助手操作孔，右腋前线肋缘下置8 mm Trocar作为第3机械臂操作孔，右锁骨中线平脐下2 cm置8 mm Trocar作为第2机械臂操作孔。相邻Trocar间距>8 cm以避免机械臂相互干扰（见图5-1）。

（二）直线型布局

左腋前线平脐下2 cm作为第1机械臂主操作孔，左锁骨中线平脐下2 cm作为助手操作孔，右锁骨中线平脐下2 cm作为第2机械臂操作孔，右腋前线平脐下2 cm作为第3机械臂操作孔，4条机械臂在一直线上或略呈弧形（见图5-2）。

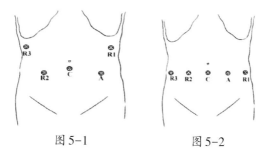

图 5-1   图 5-2

R1 为第 1 机械臂主操作孔；R2 为第 2 机械臂操作孔；R3 为第 3 机械臂操作孔；A 为助手操作孔；C 为观察孔

十、手术过程

首先进行腹腔探查，评估可行机器人胃癌手术后，安装机器人机械臂。手术入路和淋巴结清扫顺序在不同术者之间存在差异，可根据各自的经验和习惯选择。术中遵从腹腔镜胃癌手术的无瘤原则以及肿瘤整块切除原则。

（一）机器人根治性全胃切除术

1.淋巴结清扫

（1）分离大网膜：用第 3 机械臂将大网膜向头侧翻起，用超声刀或电凝钩从横结肠中部开始离断大网膜，进入小网膜囊，向右侧至结肠肝曲，并在结肠系膜前叶后方分离，切除结肠系膜前叶。

（2）清扫第6组淋巴结：机械臂抓起胃窦部网膜，以结肠中血管为标志，进入横结肠系膜与胰头、十二指肠之间的融合筋膜间隙，显露胰头部下缘，沿胰头部表面向右分离，显露十二指肠。沿胰腺下缘向上清扫，依次显露胃网膜右静脉、胰十二指肠上前静脉，在胰十二指肠上前静脉与胃网膜右静脉汇合处上方离断胃网膜右静脉，向上清扫裸化胃网膜右动脉，于根部离断，完成第6组淋巴结清扫。

（3）清扫第5、12a组淋巴结：显露胃十二指肠动脉，沿胃十二指肠动脉向远端仔细分离，裸化十二指肠球部，由助手辅助孔置入腔内直线吻合器，离断十二指肠。然后机械臂挑起肝脏，沿胃十二指肠动脉及肝总动脉分离充分显露肝固有动脉及胃右动脉，分离显露肝固有动脉至左、右肝管汇合处以下，裸化肝固有动脉前壁及内侧壁，在根部切断胃右动脉，助手向内侧牵引，沿肝固有动脉向内侧分离，清扫门静脉前壁及内侧壁淋巴结脂肪组织，显露门静脉前壁及左侧缘，完成清扫第5组和第12a组淋巴结。必要时可在肝总动脉、胃十二指肠动脉夹角处打开门静脉前方筋膜，显露门静脉，将肝总动脉向腹前壁挑起，清扫门静脉与肝固有动脉间淋巴结。

（4）清扫第7、8a、9组淋巴结：机械臂抓持胃胰皱襞，将胃翻向上方。仔细辨认胰腺上缘胰腺组织与淋巴结脂肪组织界限，紧贴胰腺上缘用超声刀切开胰腺前被膜，沿被气化的被膜下疏松间隙向两侧仔细分离拓展。沿肝总动脉血管鞘表面分离淋巴结脂肪组织，第8a组淋巴结明显肿大时通常向肝总动脉上方延伸并与周围淋巴结融合，此处肝总动脉上方淋巴结组织位置较深，机械臂可将其提起清扫。继续向左分离，显露胃左动、静脉，在根部夹闭后离断，清扫肝总动脉根部及腹腔动脉干前方淋巴结，清扫第9组淋巴结，注意保护门静脉、下腔静脉，如发现明显淋巴管可用血管夹夹闭。

（5）清扫第4sb、10、11p、11d组淋巴结：向左分离大网膜至结肠脾曲，贴近胰体尾部裸化胃网膜左动、静脉并离断，清扫第4sb组淋巴结。紧贴胰腺上缘分离，首先显露裸化脾动脉近端，清扫脾动脉前壁和上壁淋巴结，以显露脾静脉为标志。如果脾静脉位于胰腺后方，此时显露胰腺上壁即可。向左显露胃后动脉根部，切断胃后动脉完成第11p组淋巴结清扫。沿脾动、静脉向远侧分离，直至显露出脾门各分支血管，清扫第10、

11d组淋巴结，若脾脏及其血管未受累，不建议联合脾脏切除。

（6）清扫第1、2组及下纵隔淋巴结：沿膈肌脚继续分离至膈肌裂孔，游离裸化下段食管，离断迷走神经。下纵隔淋巴结是否清扫参考淋巴结清扫范围。当需要清扫下纵隔淋巴结，或食管游离长度不足时，可在食管膈肌裂孔穹隆部向正前方打开膈肌，向两侧牵开膈肌脚或离断两侧膈肌脚，将胸膜向两侧推开，注意避免损伤胸膜，清扫下纵隔淋巴结，游离足够长度的食管，以保证足够切缘。

2.消化道重建

全胃切除术后消化道重建经典方式是Roux-en-Y吻合，以及在此基础上演变的多种方式，由于无储袋Roux-en-Y吻合操作简单，且可维持患者较好的营养状况和理想体质量，故临床应用最多。机器人根治性全胃切除术后消化道重建可采用圆形吻合器、腔内直线吻合器以及机器人完全手工缝合重建。

（1）直线吻合器重建：直线吻合器是机器人全胃切除术后消化道重建最常用的吻合方式。直线吻合器可通过Trocar随意进出腹腔，避免了抵钉座的放置，吻合口大小可控性较强，适用于全机器人下重建。但是对食管长度要求高，对侵犯食管较高的肿瘤操作困难。另外直线吻合器吻合平面高，不方便加固，易发生夹道吻合以及食管撕裂等风险。

常用的吻合方式有食管空肠侧侧吻合（Overlap吻合）、功能性端端吻合和π型吻合。Overlap吻合操作技术要点如下：充分游离下段食管，横断食管。在距Treitz韧带15~20 cm处游离空肠系膜，用直线切割吻合器横断空肠，于远端空肠残端约6 cm系膜对侧切一小孔。于食管残端的中间或左侧切一小孔，将直线切割吻合器的两臂分别置入，行食管空肠侧侧吻合。通过共同开口观察，确认吻合满意后用倒刺线缝合共同开口。距食管空肠吻合口下50 cm处空肠与近端空肠行侧侧吻合，缝合共同开口，完成食管空肠侧侧吻合。

（2）管形吻合器重建：管形吻合器也是全胃切除术后消化道重建的常用器械，其适应证广，对食管长度要求低，可通过吻合圈的完整性判断吻合效果，吻合口位置低，方便加固。但需要辅助切口及放置抵钉座，辅助小切口操作困难。

取上腹正中剑突下7~9 cm小切口，放置抵钉座。放置抵钉座有多种方法，常用的有荷包钳法、荷包缝合法、Orvil法以及反穿刺法。最常用的抵钉座放置方法为改良反穿刺法。该方法操作简便，抵钉座放置可靠，对食管损伤小，安全性高，在辅助切口直视下或通过机器人视野均可完成。操作技术要点如下：向下牵拉胃底胃体，游离裸化食管5 cm以上。在肿瘤上方2~3 cm处用超声刀将食管纵行切开，观察肿瘤边界，确保肿瘤近切缘3 cm以上。在抵钉座中心杆尖端小孔穿过一根丝线作为牵引线，通过腹壁小切口放入腹腔，重建气腹后将带线抵钉座逆行完全置入食管近端。提起牵引线，用直线切割吻合器紧贴牵引线离断食管。提拉牵引线，将抵钉座拖出食管残端，完成抵钉座放置。

管形吻合器吻合方法包括食管-空肠端侧吻合和食管-空肠半端端吻合。①食管-空肠端侧吻合术：抵钉座放置完毕后，距屈氏韧带15~20 cm处用直线吻合器横断空肠，自远断端插入吻合器，在系膜对侧缘穿出中心穿刺针，将前端空肠展平，用橡皮筋固定，以防止将空肠黏膜钉住引起吻合口狭窄，与食管抵钉座对接后，完成食管-空肠端侧吻合。用直线吻合器关闭空肠断端。距食管-空肠吻合口40~60 cm处完成近、远端空肠侧侧吻合。食管-空肠端侧吻合，其吻合通道与食物通道不一致，术中吻合口狭窄发生率较高，关闭空肠残端时也较困难。②食管-空肠半端端吻合术：抵钉座放置完毕后，距屈氏韧带 15~20 cm 处用直线吻合器横断空肠。距远端空肠残端约 10 cm 处系膜对侧缘纵行切开 3 cm，经此孔插入管形吻合器，将吻合器中心穿刺针从空肠残端系膜对侧缘穿出。将吻合器置入腹腔，与食管抵钉座对接，完成食管-空肠吻合，空肠小切口可提出腹腔外横行闭合或缝合，距食管-空肠吻合口 40~60 cm 处完成近、远端空肠侧侧吻合，空肠-空肠侧侧吻合也在腹腔外完成。此方式优点在于吻合方便快捷，食管-空肠吻合时不需要像端侧吻合时展平吻合面，也无需关闭残端，吻合通道与食物通道一致，发生吻合口狭窄风险较小等。

（3）机器人完全手工缝合重建

可采用食管-空肠端端吻合及食管-空肠端侧吻合重建。操作技术要点如下：横断食管后，距屈氏韧带 20 cm 处直线吻合器将空肠离断，远端空肠上提，将空肠浆肌层与食管下端两侧固定，先缝合食管后壁与空肠浆肌层，分别切开空肠和食管残端，倒刺线连续缝合食管后壁与空肠后壁，后再连续缝合食管前壁与空肠前壁，前壁浆肌层加固缝合。距食管空肠吻合口下方40~60 cm处，同样用倒刺线将近、远端空肠行侧侧吻合。

（二）机器人根治性远端胃切除术

1.淋巴结清扫

（1）分离大网膜：同机器人根治性全胃切除术操作。

（2）清扫第6组淋巴结：同机器人根治性全胃切除术操作。

（3）清扫第5、12a组淋巴结：同机器人根治性全胃切除术操作。

（4）清扫第7、8a、9、11p组淋巴结：同机器人根治性全胃切除术操作。

（5）清扫第4sb、4d组淋巴结：沿横结肠向左分离大网膜至结肠脾曲，机械臂抓持横结肠脾曲大网膜并向上方提起，先离断大网膜与脾脏下极的粘连，以免牵引过程中脾脏被膜撕裂引起出血。显露胰尾部及脾脏下极，超声刀打开胰尾部表面被膜，注意保护胰尾部，定位脾血管，沿脾血管向远端分离，显露胃网膜左动脉和静脉根部，在脾脏下极血管分支发出上方钳夹离断胃网膜左动脉和静脉，向上分离切断1~2支胃短血管，裸化胃大弯直至预切除平面，完成第4sb组淋巴结清扫。

（6）清扫第1、3组淋巴结：沿膈肌脚向贲门方向游离，显露裸化食管下段贲门右侧，清扫第1组淋巴结。远端胃癌需清扫胃小弯第3a组淋巴结，先从胃后壁开始，从胃小弯预切平面开始，紧贴胃壁小弯侧，先切开小网膜后层，向上分离至贲门右侧，沿胃壁再向前切断小网膜前层，将足够切缘以上的胃小弯全部裸化。

2.消化道重建

远端胃切除术后消化道重建方式有Billroth Ⅰ、Billroth Ⅱ式及Roux-en-Y吻合等方式，以及改进的Billroth Ⅱ联合Braun吻合和非离断Roux-en-Y吻合等。一般采用腔内直线吻合器完成，小切口辅助、全腔镜下吻合均可，也可机器人完全手工缝合重建。

3.直线吻合器重建

（1）Billroth Ⅰ吻合：最常用的是三角吻合，主要在全腔镜下完成，其操作技术要点如下：充分游离十二指肠，直线吻合器横断十二指肠，切断十二指肠时将其上部沿顺时针方向旋转90°，并使直线吻合器垂直十二指肠，从十二指肠后壁向前壁方向将其切断。在拟定边界横断远端胃，取出标本确认安全切缘。吻合前可首先将胃与十二指肠并拢判断张力，如果张力过大，应视情况果断改行 Billroth Ⅱ 式或 Roux-en-Y 吻合。在十二指肠后壁和胃大弯残端开小口分别伸入直线吻合器二臂进行切割闭合，通过共同开口在直视下检查吻合口有无出血等情况，再用直线吻合器闭合共同开口。

（2）Billroth Ⅱ 式吻合：是目前较为常用的吻合方式，小切口辅助、全腔镜下吻合均容易完成。通常采取结肠前胃后壁或胃大弯侧与空肠侧侧吻合，分为顺蠕动和逆蠕动两种。其操作技术要点如下：在拟定边界横断远端胃，在胃大弯侧及空肠对系膜缘分别取戳孔，插入直线吻合器，完成胃-空肠吻合。间断缝合关闭共同开口，也可加行 Braun 吻合。

（3）Roux-en-Y 吻合：小切口辅助、全腔镜下吻合均容易完成。其操作技术要点如下：距 Treitz 韧带 15~20 cm 处游离横断空肠，远端空肠可在结肠前或结肠后与残胃吻合，距胃肠吻合口 25~30 cm 处行输入、输出襻空肠侧侧吻合，关闭共同开口。非离断式 Roux-en-Y 吻合无需离断空肠及系膜，吻合完成后在输入襻胃肠吻合口与空肠侧侧吻合口之间用闭合器闭合或丝线结扎封闭。

4.管形吻合器重建

用管形吻合器进行远端胃切除术后消化道重建目前临床应用比较少，需要采用小切口辅助完成。

5.机器人完全手工缝合重建

BillrothⅠ、BillrothⅡ式及Roux-en-Y吻合等方式均可以手工缝合完成。胃空肠吻合、空肠侧侧吻合操作技术要点同机器人全胃切除术。先缝合胃后壁与空肠浆肌层，分别切开胃和空肠，倒刺线连续缝合胃与空肠后壁，后再连续缝合前壁，浆肌层加固缝合。

（三）机器人根治性近端胃切除术

1.淋巴结清扫

操作技术要点参照机器人根治性全胃切除术。先清扫第4sb、4sa组淋巴结，然后清扫第7、8a、9、11p组淋巴结，最后清扫第1、2、3组淋巴结。

2.消化道重建

近端胃切除术后常用的重建方法有食管-胃吻合、食管-管型胃吻合、双通道吻合、间置空肠吻合、Sideoverlap吻合以及双肌瓣吻合（Kamikawa吻合）等，大多数重建方法比较复杂，其主要目的是防止术后反流性食管炎。可参考《近端胃切除消化道重建中国专家共识（2020版）》进行选择。

（1）直线吻合器重建：食管–胃吻合、食管–管型胃吻合、双通道吻合、间置空肠吻合以及Sideoverlap吻合等均可以采用直线吻合器进行重建。操作技术要点参照机器人根治性全胃切除术后消化道重建。

（2）管形吻合器重建：采用管形吻合器行近端胃切除术后消化道重建需要借助小切口辅助完成。食管–胃吻合、食管–管型胃吻合、双通道吻合以及间置空肠吻合等可使用管形吻合器完成重建。操作技术要点参照机器人根治性全胃切除术后消化道重建。

（3）机器人完全手工缝合重建：在常用的吻合方式中，除了Sideoverlap吻合外，其余方式均可采用完全手工缝合完成重建，操作技术要点参考机器人全胃切除术。对于双肌瓣吻合，在机器人视野下制作浆肌瓣比较困难，可先撤掉机械臂，在体外完成两侧浆肌瓣的制作后，重新安装机械臂，重建气腹，在机器人下缝合完成，操作技术要点如下。将残胃前壁距离顶部1.5 cm靠近大弯处标记"工"字型，大小3.0 cm×3.5 cm区域，在黏膜下层与肌层之间分离，制作完成两侧的浆肌瓣，随后在浆肌瓣下缘打开胃，将食管向下牵引，距食管断端约5 cm处食管后壁与胃浆肌瓣上缘缝合固定4针，用倒刺线将食管断端后壁与残胃开口上唇全层连续缝合，然后食管前壁全层与胃开口下唇全层连续缝合，将两侧浆肌瓣间断缝合，并与食管固定，最终形成"Y"形结构，完成重建。

十一、并发症预防与处理

预防并发症是机器人胃癌手术的核心内容之一。机器人手术系统3D立体视野、灵活的仿真手腕以及稳定的操作平台，可使术者更容易识别微创解剖间隙，更好地辨识血管和病变，从而有效避免血管、胰腺等组织和器官的损伤，在降低手术相关并发症方面具有优势。目前研究结果显示，机器人手术并发症发生率低于腹腔镜手术。另外，精准的术前肿瘤分期、充分的风险评估、科学合理的手术规划以及精准细致的手术操作，对有效降低机器人胃癌手术围术期并发症发生率至关重要。机器人胃癌手术并发症与腹腔镜胃癌手术类似，包括术中并发症及术后并发症。可参考《机器人胃癌手术中国专家共识（2021版）》以及《腹腔镜胃癌手术操作指南（2016版）》。

（一）术中并发症的预防与处理

术中并发症包括穿刺相关并发症、气腹相关并发症、术中出血及器官损伤等与腹腔镜类似。特别指出的是由于机器人手术系统缺少触觉反馈，对于经验不足者，操作时动作要缓慢轻柔，避免快速大范围移动，以免导致组织及器官的牵拉撕裂伤。另外，术中出现难以控制的大出血也应尽快中转开腹。

（二）术后并发症的预防与处理

术后近期常见的并发症包括吻合口瘘、十二指肠残端瘘、胰漏、术后出血、梗阻以及胃功能性排空障碍等，其处理措施可参考腹腔镜手术。在预防措施方面，比如吻合口瘘、十二指肠残端瘘以及吻合口出血等，可充分利用机器人缝合优势对吻合口、十二指肠残端加强缝合；机器人3D高清视野可通过保留迷走神经的胃癌手术降低胃排空障碍的发生；机器人双极电凝的合理使用可有效预防腹腔出血、渗血等。特别注意的是由于机器人放大倍数较高，在机器人完全手工缝合重建时，要准确把握缝合的针距与边距，以免针距和边距过小而发生吻合口瘘。

第六章

机器人辅助结直肠癌根治术

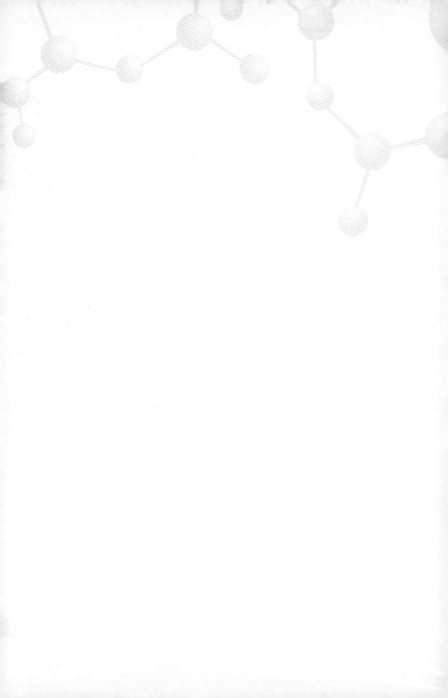

一、总论

微创技术已成为当代外科治疗的主流。在结直肠外科治疗领域，随着手术设备器械的快速发展，各种微创手术方式推陈出新，不断追求更彻底的肿瘤根治效果，更好的器官功能保护和更高的术后生活质量。机器人手术则是微创技术的又一座里程碑。经过十余年发展，机器人结直肠肿瘤手术已较为成熟，在我国也已得到广泛开展，取得了良好疗效和丰硕学术成果。

这本《机器人外科》体现了《中国肿瘤整合诊治指南》技术篇的总体、核心理念——"评、扶、控、护、生（ASCPS）"。第一，目前机器人手术平台缺少触觉反馈系统，且操作方向单一，因此术前要对患者进行充分、全面、细致的评估，并设计符合机器人操作习惯的孔位，此举谓之"评要全面"；第二，机器人手术由于精度高、创伤小，术后患者恢复快，医护团队在围术期要为患者树立信心，同时也要注意体征变化，以及检查、检验结果，对患者生理、心理、精神等方面进行整合调理，此举谓之"扶要到位"；第三，无论哪种手术平台，手术在根除肿瘤或控制肿瘤生长同时，也破坏了机体内环境平衡。机器人手术作为一种高精度微创技术，可将手术创伤降至最低，合理把控两者间平衡，治病同时不"致病"，此举谓之"控要有度"；第四，机器人高清的视野、灵活的机械手腕和对生理颤动的过滤，最大限度降低手术创伤，从各个细节保护患者器官功能，此举谓之"护要最大"；第五，机器人的上述特性，可使结直肠肿瘤外科手术的解剖操作更精细化，更有利于手术质量保证和器官功能保护，将会使患者具有良好的长期生存，同时也会提高患者术后的生活质量，这也是"双生"的重要体现，此举谓之"生要最好"。

二、基本要求

（一）手术团队要求

为掌握结直肠癌机器人手术技术，提高手术质量，规范的培训是十分必要的。

开展机器人手术前，主刀医师应完成机器人手术操作基础培训课程并取得相应资格证书，还应针对机器人结直肠癌手术进行一定的专门培训。研究显示，掌握机器人结直肠癌手术的主要技术，达到学习曲线的第一个平台期，需要约30例，较腹腔镜手术有一定的优势。既往的腹腔镜结直肠癌手术经验有助于进一步缩短机器人手术的学习时间，但并非必须。

机器人手术中，助手同样担任重要角色，目前尚缺乏机器人手术助手学习曲线相关文献报道，建议助手具备一定的腹腔镜手术操作经验，并在指导下协助完成30例手术。

器械护士负责机器人设备器械的准备工作，需要接受系统的培训，包括：机器人器械选择与准备，机械臂保护套安装，机械臂系统定位，简单故障识别与处理等。

（二）机器人手术系统的选择

1.机器人手术系统简介

手术机器人系统大多由影像处理平台、患者手术平台和医生操控台等部分组成。患者手术平台置于手术台旁，具有多条机械臂，用于安装镜头或手术器械。主刀医师坐于操控台前，实时同步控制床旁机械臂的全部动作。

2.机器人手术系统专门器械的选择

机械臂使用专门设计的配套器械，如热剪（单极电剪）、电钩、超声刀、无损伤抓钳、带双极电凝的无损伤抓钳、带双极电凝的马里兰抓钳、抓持牵开器等。具体使用方案根据主刀医师的操作习惯。一般2号机械臂参考主刀医师左手动作，安装带双极电凝的无损伤抓钳，1号机械臂参考主刀医师右手动作，安装热剪、电钩或超声刀。若使用3号机械臂，多用于牵、拉、推、顶组织器官以提供手术操作空间，一般安装无损伤抓钳（不连接能量平台）。

机器人系统使用前应进行如下准备：

（1）机器人系统开机自检。

（2）机械臂安装专用的一次性无菌套。安装时应注意妥善调整无菌套与机械臂关节的位置，以防阻碍关节运动。

（3）检查器械是否齐全，消毒是否妥善，功能是否良好，是否处于使用寿命内。应特别注意检查机械臂运动是否灵活，专用器械的可转腕有无活动受限，剪刀、抓钳等是否正常开合。检查完毕后应保持剪刀、抓钳等器械处于闭合状态，安装时动作应轻柔缓慢，机械臂应在直视下操作，以防损伤腹腔内组织器官。

（4）注意调整手术台四周及上方设备，妥善固定各设备供电传输线路，避免影响机械臂运动。若在手术过程中发生机械臂活动相互磕碰，可以及时对机械臂位置进行适当调整。

（5）主刀医师可以调整控制台的高度，使操作更舒适。

（三）其他手术器械的选择

1.气腹机、冲洗及吸引设备

气腹机是建立和维持腹腔压力进而提供手术空间的重要设备。机器人手术与腹腔镜手术的气腹机可以通用。由于手术中能量设备的使用，时常产生烟雾废气，干扰手术视野。可以将穿刺器接排气设备，也可以使用恒压气腹机以排出废气。

冲洗及吸引操作主要由助手完成，与腹腔镜手术设备通用。带冲洗/吸引功能的能量设备（如电凝棒等）能够减少不同设备间的切换，在止血等操作时更为便捷。

2.能量平台

与腹腔镜手术类似，主要使用电外科或超声刀能量平台，依据手术医师的操作习惯决定。两者均配备有机器人专用型号，也可由助手使用普通腹腔镜手术型号。不同能量器械的选择及使用参考《结直肠癌手术能量器械应用中国专家共识（2021版）》。

3.吻合器、切割闭合器

与腹腔镜手术类似，使用直线切割闭合器、圆型吻合器。直线切割闭合器目前已有机器人专用型号，可以安装于机械臂使用。

三、术前准备

（一）肠道准备

肠道准备使用恰当，可减少手术部位感染、术后胃肠功能障碍，促进患者恢复。如果使用不当，则可加重已有或潜在的梗阻，增加中转开腹、手术部位感染甚至吻合口漏等不良事件的发生。对于无梗阻、肠镜可通过的结直肠癌限期手术，目前证据支持机械性肠道准备和预防性口服抗生素；对于梗阻患者，建议不能经口行机械性肠道准备，可考虑放置肠梗阻支架后手术。

（二）患者准备

1.知情同意和心理准备，接受机器人手术意愿

知情同意是患者和家属享有的基本权利，手术者应和患者或授权委托人详细介绍病情、治疗建议、潜在风险及应对措施等，结合机器人手术特点，告知手术目的、可能的手术方案，如进一步明确诊断、切除病灶、缓解症状等，直肠手术应告知永久性结肠造口、暂时性近端结肠或回肠转流相关事宜；对手术效果进行预判，如术中诊断、疾病控制情况；告知不同手术方案潜在风

险和对策、结直肠癌手术特点以及对生活质量所产生的影响。

2.适应证与禁忌证

手术适应证与传统腹腔镜手术类似，包括术前临床分期Ⅰ、Ⅱ、Ⅲ期结直肠癌根治性手术，Ⅳ期结直肠癌姑息性手术患者。

手术禁忌证：①不能耐受全身麻醉，如严重的心、肺、肝等主要脏器功能不全；②严重凝血功能障碍；③妊娠期患者；④腹盆腔内广泛转移、机器人手术系统下清扫困难；⑤结直肠癌急性肠梗阻伴有明显腹胀；⑥肿瘤穿孔合并急性腹膜炎；⑦全腹腔广泛严重粘连等导致不能进行穿刺建立气腹；⑧身体衰竭，大量腹水、内出血或休克；⑨BMI>40 kg/m^{2}的重度肥胖者（目前尚无加长的机器人手术系统穿刺器及手术器械）。

3.麻醉准备

根据病情做好各项准备工作，以提高患者对麻醉和手术的耐受力，取得患者理解和配合，以确保围手术期质量安全，促进术后及早康复。应遵循围手术期ERAS路径进行患者围手术期管理，术前访视需要进行器官功能、体能状态、营养状态、精神心理、认知功能等方面的综合评价，如果存在器官功能不全、营养风险、贫血、心理困扰、认知障碍等要积极纠正，实施术前预康复处理。术前戒烟、戒酒。

四、切除范围

（一）CME及TME原则

CME的原则：①沿胚胎发育融合间隙解剖，锐性分离脏层、壁层筋膜，整块切除系膜；②切除肠管的范围主要由切除结肠主干动脉的数目来决定；③充分暴露根部上一级中央血管，确认结构后高位结扎，清扫系膜根部淋巴结及中央组淋巴结。CME主要适用于Ⅰ-Ⅲ期的结肠癌患者。

TME的原则：①直视下锐性解剖直肠系膜周围盆筋膜壁层和脏层之间的无血管界面，保证切除标本的直肠系膜完整无撕裂；②对于中低位直肠癌应切除肿瘤远端肠管≥2 cm；如远切缘距肿瘤1~2 cm者，建议术中行快速冰冻切片病理学检查证实切缘阴性；③肿瘤远端直肠系膜的切除不得少于5 cm。TME主要适用于无远处转移的直肠中下部的T1~3期直肠癌，且肿瘤未侵出筋膜脏层，大多数适合低位前切除者均适用于TME。

（二）根部淋巴结清扫范围

结直肠癌淋巴结清扫范围是由术前影像学和术中观察到的淋巴结转移程度和肿瘤浸润深度来决定。由肠系膜上动脉供血的结肠癌根部淋巴结清扫范围为D3淋巴结清扫，即中央淋巴结清扫。清扫范围为肠系膜上动脉发出与肿瘤供血相关的结肠动脉（回结肠动脉、右结肠动脉或结肠中动脉）起始部淋巴结。由肠系膜下动脉供血的结直肠癌根部淋巴结清扫范围特指肠系膜下动脉起始部至左结肠动脉起始部之间沿肠系膜下动脉分布的淋巴结。

如果术前临床诊断发现淋巴结转移，或术中怀疑根部淋巴结转移，则需进行D3清扫。如果术前/术中诊断未发现根部淋巴结转移，则根据肿瘤浸润深度进行淋巴结清扫。建议清扫淋巴结分组送病理学检查。

（三）肠管切除长度

结肠癌肠管切除范围：原则上切缘距离肿瘤≥10 cm。也可根据供血动脉决定。供血动脉距肿瘤边缘<10 cm时，在血管外侧5 cm处离断肠管；供血动脉距肿瘤边缘>10 cm时，在距肿瘤10 cm处离断肠管。乙状结肠癌按上述结肠癌切除范围执行，乙状结肠直肠交界处癌按直肠上段癌切除范围执行。

直肠癌肠管切除范围：中高位直肠癌口侧肠管切缘距离肿瘤≥10 cm，肛侧切缘距离肿瘤≥5 cm；低位直肠癌口侧切缘同中高位直肠癌，肛侧切缘距离肿瘤≥2 cm；若肛侧切缘距离肿瘤1~2 cm，可考虑术中冰冻切片病理学检查证实切缘阴性。

五、消化道重建的原则与分类

（一）消化道重建原则

消化道重建的基本原则为重建后具备正常消化道的生理功能，维持病人营养状态和生活质量。在重建中注意吻合口无张力、血供良好、吻合口径适中、操作简便，吻合过程中避免造成组织缺血和切割，影响愈合，导致吻合口漏。

低位、超低位直肠癌根治术的消化道重建目前较理想的是使用吻合器行结肠直肠吻合和手工缝合的结肠肛管吻合；结肠手术后的肠道重建通过取标本的辅助小切口拖出体外进行。近些年，NOSES理论和实践的创新，使得腹腔内消化道重建应用于机器人手术中，使之更趋快捷、安全和有效。

（二）消化道重建分类

消化道重建的分类，可以包括机器人下手工缝合、直线吻合和圆形吻合。具体重建的方式可以按照肿瘤的部位决定。其消化道重建分为小切口辅助和完全腹腔内吻合两种方式；根据消化道重建吻合时所使用工具和手段不同，又可分为器械吻合和手工吻合两大类。机器人灵活的缝合操作使得手工吻合更多的在机器人手术中得以应用。按消化道重建方式，又可分为端端吻合、端侧吻合、侧侧吻合，侧侧吻合又包括逆蠕动吻合法（functional end-to-end anastomosis，FEEA 法）和顺蠕动吻合法（Overlap 法）。

六、辅助切口的原则

微创，从广义上讲是一种理念，即最大限度降低或消除任何人为因素给组织器官带来的创伤。落实到具体实践中，微创就是指手术入路，即手术切口的大小和术中操作的损伤控制。手术切口是创伤、疼痛、疤痕等不良事件的来源，也是反映手术微创效果最直接、最有效的证据。在机器人结直肠癌根治术中，取标本的方法主要包括经腹部辅助切口取标本和经自然腔道取标本两种。无论选择何种取标本途径，均需要遵循肿瘤功能外科原则（function preservation in oncology surgery principle，FPOSP）和手术损伤效益比原则（surgical risk-benefit balance principle，SRBBP）。具体如下：

（一）经腹部辅助切口取标本的机器人结直肠癌根治术

腹部辅助切口的选取应从以下几个方面原则进行判定和选择：①就近原则：应根据肿瘤部位以及肠系膜的长度，以就近的原则选择方便标本取出的最近位置作为切口位置。②利于重建原则：根据肠系膜的长度、重建方法和位置、吻合操作的便捷性等几方面因素进行判定选择切口位置。③少疤无痛原则：辅助切口的切开和缝合应以最大程度实现最少疤痕甚至无可见疤痕为整体原则，如选择横切口作为辅助切口可以沿着Langer's皮纹线的走形方向切开。如需行造口的患者，可经造口的切口建立无菌无瘤通道作为辅助取标本切口，即借道NOSES的方式。④切口隐蔽原则：对于必须做的辅助切口，应考虑将切口隐蔽于更加有利于美观的部位，如下腹部手术可以将辅助切口选择在阴阜区并且做横行切口。

（二）经自然腔道取标本的机器人结直肠癌根治术

进行经自然腔道取标本的机器人结直肠癌根治术，

应当从以下几个原则进行考虑：①手术损伤效益比原则：对于结直肠肿瘤手术经必须切开的直肠断端作为取标本通道是最优选择。如果肿瘤直径和分期符合时应采取经直肠取标本的 NOSES 术式，不应采用经阴道取标本的 NOSES 术式。对于肿瘤周径或系膜肥厚程度等因素造成无法经直肠时可采用经阴道取标本。②肿瘤部位原则：a.行直肠 NOSES 手术时应优先选择经直肠取标本的术式，如因肿瘤局部较大、系膜肥厚或肛管狭窄无法经直肠取标本时，可选择经阴道的术式。b.左半结肠手术及右半结肠手术，应考虑肿瘤的大小、系膜的肥厚程度及拟定自然腔道肠管的直径等因素选择经直肠切口或者经阴道取标本的术式。c.全结肠手术，优先选择经直肠断端取标本的方式，若肿瘤标本较大，可选择经阴道取标本。d.借道 NOSES：如果同期行回肠造口或结肠造口或 Miles 术时，可以借助造口切口或会阴切口的通道取标本，即借道 NOSES 方法。

七、中转开腹的指征

机器人辅助结直肠癌手术中转开腹的原因包括：

主动中转开腹：①肿瘤过大影响手术视野，分期较晚，广泛侵犯周围组织，或在手术过程中发现肿瘤侵及主要器官，淋巴结包绕主要血管，正常解剖间隙丧失，需联合脏器切除，机器人不能完成手术。②组织严重粘连，结构紊乱难以解剖分离，解剖变异导致解剖困难，无法显露重要血管和组织结构及间隙。③术中诊断为高碳酸血症，目前机器人手术人工气腹最常用气体为CO_2，随着外源性CO_2的吸收，患者出现高碳酸血症和低氧血症，若术中无法纠正则需中转开腹手术。④设备故障，无法满足机器人手术操作，应主动中转手术。⑤肥胖病人腹腔狭小，手术视野差，解剖层次不清，肠系膜肥厚空间狭小，分离困难。

被动中转开腹：①严重出血，腹腔经气腹后空间仍狭小，遇到凶猛出血，手术视野会迅速受影响，持续负压吸引会使腹腔空间缩小，无法继续操作，为了患者的安全应及时中转开腹手术。②术中遇到一些复杂情况操作耗时过长，也应中转开腹手术。

八、机器人辅助结直肠癌根治术的临床应用

（一）右半结肠癌

1.适应证

机器人右半结肠癌根治术用于治疗盲肠、升结肠、结肠肝曲及横结肠右半部肿瘤，其适应证与禁忌证与传

统腔镜类似。

2.体位和Trocar布置

患者放仰卧位，体位尽量靠近手术床头侧，髂前上棘最好位于手术床中轴以上。对于NOSES手术，患者取改良截石位。患者固定后，调整为头低脚高10°~15°，左倾10°~15°位，NOSES术取标本时调整为右倾10°~15°位。根据术者习惯适当调整。

Trocar和机械臂布置：对于达芬奇Si系统及更早版本，手术常用5枚Trocar：镜头孔C，机械臂操作孔R1、R2、R3、辅助孔A。

（1）镜头孔C：8 mm、12 mm口径，置于脐左下方3~4 cm处。

（2）机械臂操作孔R1：8 mm口径，置于左锁骨中线肋缘下7~8 cm处。

（3）机械臂操作孔R2：8 mm口径，置于中线耻骨联合上方6~8 cm处。

（4）机械臂操作孔R3：8 mm口径，置于右侧麦氏点，即脐与右髂前上棘连线中外1/3处。

（5）辅助孔A：12 mm口径，置于机械臂操作孔R1下方6~8 cm，左锁骨中线外侧，距镜头孔>8 cm。

镜头孔的位置相对固定，其余Trocar位置依据肿瘤部位、患者体型及术者习惯进行调整，注意保持操作中心在肿瘤部位。相邻Trocar间距8~10 cm，避免机械臂交叉磕碰。尺寸均应以气腹后有张力的情况下为准。

机械臂系统安置于右侧肩部，中线过镜头孔C位置，与右肩呈45°角。手术床在患者臀部要适当留有间隙，防止机械臂游离结肠肝曲时与患者右腿相互碰撞。

对于达芬奇Xi系统，既可以采用与达芬奇Si系统及更早版本相似的布置方法，也可以采用其特有的布置方法。

（1）4个操作孔基本沿一直线排列，自耻骨联合上方4~5 cm至左肋弓下缘与左锁骨中线交点；多采用R2作为镜头孔，其他操作孔间隔6~8 cm；R4距离肋缘应在2 cm以上；辅助孔A建议采用12 mm Trocar，多置于左锁骨中线外侧，与R2、R3等距。

（2）4个操作孔于耻骨联合上方3 cm处水平排列，或略呈一弧线；多采用R2作为镜头孔，其他操作孔间隔6~8 cm；R1、R4距离两侧髂脊应在2 cm以上；辅助孔A建议采用12 mm Trocar，多置于R4外侧。三种方式的优劣尚无定论。

国产机器人系统根据机器特性参照上述操作方法。

腹腔探查：建立气腹，气腹压力 8~15 mmHg（1 mmHg=0.133 kPa）。建议采用机器人镜头进行腹腔探查。探查原则：全面探查，由远及近，探查肝脏、胆囊、胃脾脏、大网膜、结肠、小肠、直肠和盆底腹膜。

3.手术操作规范

（1）显露术野：建议采用中间入路手术。助手用无损伤肠钳将小肠移至左侧腹，找到并提起右结肠系膜，显露此处的回结肠动脉与肠系膜上静脉交叉处。

（2）分离血管：沿肠系膜上血管向上，分离裸化动脉各分支及静脉各属支，清扫淋巴结。分别用血管夹夹闭并切断回结肠动静脉、右结肠动脉、结肠中动静脉或结肠中动静脉右支。仔细解剖显露胃肠干（Helen 干），离断右结肠静脉、副右结肠静脉。结肠肝曲癌和横结肠近肝曲癌行扩大右半结肠切除术时，应离断胃网膜右动静脉。

（3）游离升结肠：自肠系膜上静脉右侧起，沿 Toldt 间隙，在右侧精索或卵巢血管和右输尿管以及胰腺和十二指肠表面，自下向上，自内向外进行分离。

（4）游离结肠肝曲：打开胃结肠韧带，向右分离，游离结肠肝曲。结肠肝曲癌和横结肠近肝曲癌行扩大右半结肠切除术时，应于胃网膜血管弓内离断大网膜并清扫幽门下（No.6）淋巴结。游离切除距肿瘤>10 cm的大网膜。

（5）游离侧腹膜：从回盲部向上分离外侧腹膜，与结肠肝曲游离部位相汇合。

（6）吻合：根据肿瘤所在部位决定切除肠段，分别游离结肠系膜及回肠系膜直到切端。可作辅助切口拖出体外吻合，也可行体内吻合，吻合方法包括端-端、端-侧、侧-侧吻合。

（7）标本取出：参照前文。

（8）关闭切口：①辅助切口法：大量蒸馏水冲洗腹盆腔，留置引流，关闭切口；②NOSES法：大量蒸馏水冲洗腹盆腔，留置引流，关闭Trocar孔。

（二）左半结肠癌

1.适应证

机器人左半结肠癌根治术用于治疗横结肠左半部、结肠脾曲、降结肠和高位乙状结肠肿瘤。

2.体位和Trocar布置

患者取平卧分腿位或改良截石位。患者固定后，调整为头高脚低，右倾位。适当降低患者左腿高度，防止与机械臂碰撞。

Trocar和机械臂布置：对于达芬奇Si系统及更早版本，手术常用5枚Trocar：镜头孔C，机械臂操作孔R1、R2、R3，辅助孔A。

（1）镜头孔C：12 mm口径，置于脐右上方3~4 cm处。

（2）机械臂操作孔R1：8 mm口径，置于右侧麦氏点，即脐与右髂前上棘连线中外1/3处。

（3）机械臂操作孔R2：8 mm口径，置于剑突下方3~4 cm，中线稍偏右侧，必须位于横结肠上方。

（4）机械臂操作孔R3：8 mm口径，置于耻骨联合上方3~4 cm中线处。

（5）辅助孔A：5 mm或12 mm口径，置于右锁骨中线外侧，镜头孔和机械臂操作孔R2中间的水平位置。

镜头孔的位置相对固定，其余Trocar位置依据肿瘤部位、患者体型及术者习惯进行调整，注意保持操作中心在肿瘤部位。相邻Trocar间距8~10 cm，避免机械臂交叉磕碰。尺寸均应以气腹后有张力的情况下为准。

机械臂系统安置于左侧肩部，中线过镜头孔C位置，与左肩成15°角。各机械臂采取"环抱"姿态：镜头臂居中，双侧器械臂关节向外充分伸展，器械臂上数字应正对前方，以免交叉磕碰。机械臂与Trocar连接时注意高度调整，动作柔和，避免向上提拉Trocar。机械臂固定后，不可再移动患者体位或手术床。

对于达芬奇Xi系统，既可以采用与达芬奇Si系统及更早版本相同的布置方法，也可以采用专门适应Xi系统的布置方法：4个操作孔基本呈一直线排列，多采用R3作为镜头孔，操作中心置于肿瘤部位，助手孔A建议采用12 mm Trocar，置于操作孔"后方"进行辅助。对于左半结肠癌、高位乙状结肠癌等，操作孔连线可较为"垂直"。

国产机器人系统根据机器特性参照上述操作方法。

腹腔探查同前。

3.手术操作规范

（1）显露术区：建议采用中间入路手术。助手在辅助孔用无损伤肠钳将小肠、大网膜移动至右侧腹。分别向上外侧及下外侧牵拉降结肠和直肠与乙结肠交界处的肠系膜，辨认腹主动脉分叉处。

（2）分离血管：从肠系膜下静脉开始解剖。随着Treitz韧带的显露，肠系膜下静脉（IMV）很容易被解剖并结扎离断，拓展融合筋膜间隙（Toldt's间隙），输尿管和生殖静脉被很好地保护，Gerota's筋膜视肿瘤的侵犯程度，被不同程度地保护。沿腹主动脉剥离肠系膜下动脉（IMA），清扫No.253淋巴结，仔细解剖肠系膜下动脉根部以保护主动脉分叉周围的上腹下神经丛，再次评估生殖血管和输尿管的位置。左结肠动脉（如有升支）和乙状结肠动脉分别用血管夹夹闭。

（3）游离降结肠：自肠系膜下静脉左侧起，沿左Toldt's筋膜和左肾前筋膜之间的无血管间隙，在左侧精索或卵巢血管和左输尿管表面，自下向上（也可自上向下），自内向外分离。

（4）游离结肠脾曲：沿融合筋膜间隙（Toldt's间隙）向头端及内侧分离，在无血管区打开横结肠系膜，结扎结肠中动脉左支，离断左侧胃结肠韧带、脾结肠韧带，完全游离结肠脾曲。

（5）游离乙状结肠和上段直肠：沿侧腹膜及肾前筋膜前上方完全游离降结肠、乙状结肠，必要时可游离直肠上段。确定切除肠段的距离，并游离肠系膜。

（6）吻合：做左腹直肌切口或者正中切口拖出肠段，直视下裸化肠管，切断、移除标本。可用直线切割闭合器行横结肠乙状结肠功能性端端吻合，也可用管状吻合器行横结肠与乙状结肠的端侧吻合。也可行全机器人体内吻合。

（7）关闭切口：适当冲洗，放置引流，关闭切口。

（8）左半结肠机器人NOSES手术：NOSES Ⅵ式和NOSES Ⅶ式，适合于近段乙状结肠或者左半结肠切除手术，Ⅵ式样为经过直肠取出标本，Ⅶ式经过阴道取出标本。

（三）直肠癌

1.适应证

机器人直肠癌根治术用于治疗直肠和低位乙状结肠的肿瘤。其术式主要包括乙状结肠癌根治术，直肠癌前切除术，低位/超低位前切除术和经腹会阴联合切除术等。

2.体位和Trocar布置

行乙状结肠癌根治术、直肠前切除术和低位直肠前切除术的患者，取剪刀位或改良截石位；行经腹会阴联合切除术的患者取截石位。患者固定后，调整为头低脚高，右倾卧位。可适当降低患者左腿高度，防止与机械臂碰撞。

Trocar 和机械臂布置：对于达芬奇 Si 系统及更早版本，手术常用 4-5 枚 Trocar：镜头孔 C，机械臂操作孔 R1、R2、R3，辅助孔 A。若需游离结肠脾曲，则需将机械臂操作孔 R2 更改为机械臂操作孔 R4。

（1）镜头孔 C：12 mm 口径，置于脐右上方 3~4 cm 处。

（2）机械臂操作孔 R1：8 mm 口径，置于右侧麦氏点，即脐与右髂前上棘连线中外 1/3 处。

（3）机械臂操作孔 R2：8 mm 口径，置于左锁骨中线，平镜头孔处。

（4）机械臂操作孔 R3：8 mm 口径，置于左腋前线，平镜头孔处，多用于辅助低位直肠的分离。

（5）机械臂操作孔 R4（用于游离结肠脾曲）：8 mm 口径，置于剑突下方 3~4 cm，中线和右锁骨中线中间处。

（6）辅助孔 A：5 mm 或 12 mm 口径，置于过机械臂操作孔 R1 的垂线，平镜头孔处。

镜头孔的位置相对固定，其余 Trocar 位置依据肿瘤部位、患者体型及术者习惯进行调整，注意保持操作中心在肿瘤部位。相邻 Trocar 间距 8~10 cm，避免机械臂交叉磕碰。尺寸均应以气腹后有张力的情况下为准。游离直肠和乙状结肠时使用操作孔 R1、R2 和（或）R3；游离结肠脾曲时使用操作孔 R1、R4 和（或）R3。

机械臂系统安置于患者左侧，中线与镜头孔 C 和左髂前上棘的连线重合。各机械臂采取"环抱"姿态：镜头臂居中，双侧器械臂关节向外充分伸展，器械臂上数字应正对前方，以免交叉磕碰。机械臂与 Trocar 连接时注意高度调整，动作柔和，避免向上提拉 Trocar。机械臂固定后，不可再移动患者体位或手术床。

若需游离结肠脾曲，则需要先撤离机械臂，改变机械臂系统位置，更换操作孔，重新连接机械臂。机械臂系统的中线过镜头位置，与左肩成 15°角。使用操作孔 R1、R4 游离结肠脾曲。对乙状结肠较短术前评估需要行结肠脾曲游离的患者，也可先行结肠脾曲游离，再更换机械臂位置行直肠游离，以方便一次性完成游离和吻合。

对于达芬奇 Xi 系统，如前所述，Trocar 的布置则更为简便，且更具自由度，不局限于某个特定位置，既可以采用与达芬奇 Si 系统及更早版本相同的布置方法，也可以参考左半结肠癌根治术的布置方法，但其连线角度应适当调整，以适应操作区域。

国产机器人系统根据机器特性参照上述操作方法。腹腔探查同前。

（四）手术操作规范

（1）显露术区：建议采用中间入路手术。女性患者可使用机器人手术系统行子宫悬吊，男性患者也可悬吊膀胱表面腹膜改善手术视野。助手在辅助孔用无损伤肠钳将小肠、大网膜移动至右季肋区。R2臂向上外侧牵拉直肠和乙状结肠与后腹膜交界的肠系膜，辨认腹主动脉分叉处。

（2）分离血管：于骶岬水平为始，沿脏层腹膜与壁层腹膜间隙向上剥离肠系膜，拓展Toldt's间隙，裸化肠系膜下动、静脉，清扫淋巴结。于距离肠系膜下动脉根部1cm处夹闭，或在清扫肠系膜下动脉根部淋巴结（253组）后，于左结肠动脉分叉处远端夹闭切断，并于相应水平夹闭并切断肠系膜下静脉，从而保留左结肠动脉。

（3）游离侧腹膜：将乙状结肠向右侧牵开，在此游离脏层腹膜与壁层腹膜间隙，注意避免损伤输尿管和生殖血管。

（4）游离结肠脾曲：若需游离结肠脾曲，则需要先撤离机械臂，改变机械臂系统位置，更换操作孔，重新连接机械臂。机械臂系统的中线过镜头位置，与左肩成15°角。使用操作孔R1、R4游离结肠脾曲。对乙状结肠较短，术前评估需要行结肠脾曲游离的患者，也可先行结肠脾曲游离，再更换机械臂位置行直肠游离，以方便一次性完成游离和吻合。

（5）游离降结肠和乙状结肠：沿左肾前筋膜与Toldt's筋膜之间游离降结肠和乙状结肠，注意保护神经、左生殖血管和输尿管，防止损伤。根据肿瘤部位可以同时裁剪肠系膜，确定近端切缘。

（6）游离直肠：直肠的游离从骶前开始，依照TME原则进行分离，注意层次，从后壁中央开始，逐步向两侧进行分离，最后分离直肠前壁。部分肥胖患者骨盆狭小，也常在前后间隙均分离明确后再行侧方间隙分离。机械臂R3可辅助进行直肠的牵拉暴露。注意机械臂牵拉张力的控制，避免软组织撕脱。根据肿瘤所在位置决定是否打开腹膜反折及游离直肠的长度，必要时可分离直至肛提肌水平，低位游离电剪或电钩可能更灵活。

（7）游离直肠远切端：直肠远切端可使用超声刀进行肠壁的裸化，也可使用机器人的电钩或热剪进行裸化。切缘距离肿瘤下缘通常>2 cm。

（8）吻合：根据肿瘤位置及患者体型选择小切口辅助或全腔镜（NOSES技术）吻合。小切口辅助吻合：裸化远端肠管后离断；下腹部小切口或扩大现有操作孔或右下腹拟肠造口处取出标本；近端肠管置入吻合器钉砧头；还纳近端肠管，缝闭或用巾钳夹闭切口，重新建立气腹，吻合器从肛门置入，机器人手术系统直视下进行吻合。若肿瘤直径较小，可采用NOSES技术吻合。充气试验或美蓝注入试验检查吻合是否满意，可在机器人手术系统直视下缝合加固；直肠指检检查吻合口的完整性及有无吻合口活动性出血，必要时行吻合口肠镜检查。

（9）会阴部手术和肠造口：行经腹会阴联合直肠癌根治术的患者，直肠游离至肛提肌水平后，医师手工进行会阴部手术，手术方法和传统开腹手术相同。肿瘤标本从会阴部切口取出。同时撤离机械臂，移开机械臂系统，医师手工行肠造口术。会阴部手术和肠造口术完毕，关闭会阴部切口。括约肌间切除术（intersphincteric resection，ISR）或超低位切除术中，手工结肠–肛管吻合过程与此类似。

（10）关闭切口：必要时可重新建立气腹，连接机械臂，行机器人手术系统关闭盆底腹膜。适当冲洗，放置引流，关闭切口。

（11）直肠癌机器人 NOSES 手术：根据肿瘤部位不同，经直肠或阴道取出方式不同，又可分为 NOSES Ⅰ-Ⅴ式，具体参考《结直肠肿瘤经自然腔道取标本手术专家共识》与《机器人结直肠癌手术中国专家共识》。

（五）全结肠切除或次全切除

1.适应证

适用于病变范围广、累及全结肠疾病的治疗。包括：

（1）良性疾病

①慢传输型便秘、结肠冗长症：诊断明确，经积极的非手术治疗无效；②炎症性肠病：溃疡性结肠炎、克罗恩病内科治疗无效及怀疑有恶变；③家族性腺瘤性息肉病。

（2）恶性疾病

①多发性结直肠恶性肿瘤；②遗传性非息肉性结直肠癌。

2.体位和 Trocar 布置

（1）体位：取截石位，患者全麻固定后，调整为头低脚高，游离右半结肠时为左倾位，游离左半结肠时为右倾位，注意适当降低患者腿部高度，避免与机械臂发生碰撞。

（2）Trocar和机械臂布置：对于达芬奇Xi系统，游离左半结肠和右半结肠各用5枚Trocar，两个步骤共用4枚Trocar，可适当增加Trocar数量。

①游离右半结肠用5枚Trocar，其中四个操作孔基本沿一条直线排列，自左肋弓下缘与左锁骨中线交点至右髂前上棘。

②游离右半结肠用5枚Trocar，其中四个操作孔基本沿一条直线排列，自左肋弓下缘与左锁骨中线交点至右髂前上棘。

a.机械臂操作孔R1（带双极电凝的无创抓钳或马里兰抓钳）：8 mm口径，置于麦氏点，距离右髂前上棘>2 cm。

b.机械臂操作孔R2（镜头）：8 mm口径，置于约脐上方处。

c.机械臂操作孔R3（超声刀）：8 mm口径，位于左侧锁骨中线内侧、脐上约2 cm。

d.机械臂操作孔R4（无创抓钳）：8 mm口径，置于左侧锁骨中线稍外侧，距离肋缘>2 cm。

e.辅助孔：12 mm口径，置于左锁骨中线平脐处。

（3）游离左半结肠用5枚Trocar，其中四个操作孔与游离右半结肠公用，自左肋弓下缘与左锁骨中线交点至右髂前上棘。

①机械臂操作孔R1（无创抓钳）：8 mm口径，置于左侧锁骨中线稍外侧，距离肋缘>2 cm。

②机械臂操作孔R2（带双极电凝的无创抓钳或马里兰抓钳）：8 mm口径，位于左侧锁骨中线内侧、脐上约2 cm。

③机械臂操作孔R3（镜头）：8 mm口径，置于约脐上方处。

④机械臂操作孔R4（超声刀）：8 mm口径，置于麦氏点，距离右髂前上棘>2 cm。

⑤辅助孔：12 mm口径，置于右锁骨中线脐平面2 cm处。

Trocar位置可根据肿瘤位置、术者习惯、术中情况等进行灵活调整。相邻Trocar间隔至少8 cm左右，Trocar间隔距离以建立气腹后腹部有张力情况下为准。使用达芬奇Xi系统，手术车可始终位于患者右侧，当游离完右半结肠后，只需退手术车，旋转机械臂180°即可重新接入机器人系统以游离左半结肠；若使用达芬奇Si系统，由于机械臂无法旋转，退手术车后需要将患者体位变更180°方可再次接入机器人系统。

国产机器人系统根据机器特性参照上述操作方法。

腹腔探查同前。

3.手术操作规范

（1）显露术区：可根据肿瘤部位、术者习惯等因素选择手术入路，遵循常规游离右半及左半结肠基本入路，包括中间入路、外侧入路、头侧入路等。

（2）手术顺序：按照机器人右半结肠癌根治术摆放体位时，需要完成末端回肠的游离、右半结肠及横结肠的游离，直到离断结肠中血管左支；按照机器人左半结肠癌根治术摆放体位时，需要完成左半结肠及直肠的游离。

确定手术切除范围：参考《机器人结直肠癌手术中国专家共识（2020版）》，肠管切除范围需结合疾病性质、术中情况等综合考虑。

（3）标本取出：可使用下腹部辅助切口取出标本或经肛门拖出标本。若经肛门拖出标本，参照前文中直肠癌根治术NOSES Ⅳ式取标本的方式，注意无菌无瘤原则。

（4）吻合：根据切除的范围可考虑行回肠直肠吻合、升结肠直肠吻合或全结直肠切除并回肠储袋肛管吻合或直肠肌鞘回肠肛管吻合。根据肿瘤大小及患者体型选择小切口辅助或全腔镜（NOSES技术）吻合。小切口辅助吻合：下腹部小切口取出标本；近端肠管置入吻合器钉砧头，重建气腹后行消化道重建；若肿瘤直径较小，可采用NOSES技术吻合（参照前文直肠癌NOSES吻合）。充气试验或美蓝注入试验检查吻合是否满意，直肠指诊检查吻合口的完整性，必要时可行肠镜检查吻合口。可在机器人下连续浆肌层缝合加固吻合口，并常规关闭盆底腹膜，常规盆腔放置套管引流。

（5）会阴部手术和肠造口：行经腹会阴联合切除的患者，直肠段游离至肛提肌水平后，医师手工进行会阴部手术，手术方法和传统开腹手术相同。会阴部手术和肠造口术完毕，关闭会阴部切口。

第七章

胸外科机器人辅助手术技术指南

一、总论

机器人手术系统作为当今外科手术系统最为先进的治疗手段之一，在临床中得到了广泛的应用，其机器人手术系统等克服了传统手术的诸多不足，并且随着3D显示、荧光显示、双机操作等功能的进步，使胸部手术更加精准、安全。在过去十多年中，胸外科手术中的机器人技术在国内的发展也是非常迅速，据统计，达芬奇机器人年手术量从2010年的40台到2022年的14800台（如图7-1），手术方式从常规的肺叶切除、肺段切除到较高难度的成型手术，以及在食管癌、纵隔肿瘤均得到广泛的开展，手术方式已经基本覆盖胸外科常见术式。并且，在国内一些胸外科专家的努力下，单孔胸外科机器人手术也逐渐开展起来。

中国胸外科达芬奇手术趋势

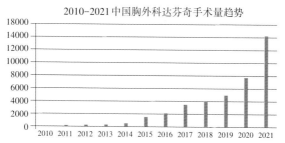

图 7-1

随着外科医生们使用机器人技术的经验愈加丰富，信心也不断增长，因此逐渐扩大了手术适应证，并逐渐转向越来越具有挑战性的病例。对于那些复杂的病例，过去仅能选择开放性手术，现在胸部机器人手术也被认为是一种安全的技术。为规范机器人手术在胸外科手术中的开展，保障医疗安全和疗效，联合国内多家中心，制定本手术技术指南，希望对即将开展或正在开展机器人手术的胸外科医师提供指导和帮助。

二、机器人辅助腔镜肺切除术

（一）技术特点

1.机器人辅助腔镜肺切除术适应证

（1）对于早期肺癌，推荐需要接受解剖性肺部切除及淋巴结采样/清扫的患者使用。

（2）对于尚可以手术的局部晚期肺癌/中央型肺癌（接受/未接受过新辅助治疗），建议手术经验丰富并熟练掌握机器人手术技术的胸外科医师进行尝试。

（3）其他需要行解剖性肺部手术的良恶性病变等。

2.机器人辅助腔镜肺切除术禁忌证

（1）绝对禁忌证

①不能耐受全麻手术，如严重的心、肺、肝等主要

脏器功能不全，恶病质，大量腹腔积液，活动性出血或休克等。

②严重凝血功能障碍。

③妊娠期病人。

④晚期肺癌患者。

⑤BMI>40的重度肥胖者（目前尚无加长的机器人手术穿刺器及手术器械）。

（2）相对禁忌证

①广泛胸膜腔粘连，无法置入机器人Trocar。

②肿瘤侵犯纵隔、大血管、气管、食管、椎体等，难以用机器人手术完整分离或手术风险极高。

③多种原因引起的肺门固定（肿瘤侵犯/淋巴结转移/肺门门钉淋巴结等）。

3.准备

（1）术前评估

①病人一般状况的评估：无明显心、肺、肾等重要脏器功能障碍，无手术禁忌证，术前肺功能预计能够耐受拟定的手术肺切除范围；②病变评估：分析影像学（主要包括胸部CT、头颅及骨显像/PET-CT）资料，了解病变程度，进行术前分期，确定为可手术的肺部

病变。

（2）麻醉方式

气管内插管全身静脉麻醉最常用。

4.手术器械

（1）机器人手术器械：为机械臂配套机械。包括：8 mm金属穿刺器、十字校准器、超声刀、Cardiere抓钳、Maryland双极电凝钳或Fenestrated无损伤双极电凝钳、电凝钩、抓持牵开器、大号针持、单极电剪、施夹器（Hem-lock夹）。由于目前机器人手术费用较高，且在绝大多数医院机器人手术器械为单独收费，为在保证手术安全的前提下尽量节约成本，推荐使用Cardiere抓钳/电凝钩/Maryland双极电凝钳作为常用器械。其余器械酌情使用。

（2）胸腔镜器械：为助手使用，包括5~12 mm Trocar、卵圆钳、分离钳、剪刀、施夹钳及钛夹、Hem-o-lok钳、负压吸引器、腔镜切割闭合器。

（3）术者可根据医院自身条件及个人习惯选用合适的手术器械。

5.机器人系统准备

（1）机器人系统开机自检。

168

中国肿瘤整合诊治技术指南（CACA）

（2）检查器械是否齐全，功能是否良好。应特别注意检查机械臂运动是否灵活，专用器械的可转腕有无活动受限，剪刀、抓钳等是否正常开合。

（3）机械臂安装专用的一次性无菌套。

（4）达芬奇Si系统及更早版本系统的机器人专用镜头连接光源，白平衡，对焦以及三维校准确认后，应在热水（不宜超过55℃）中加温，防止起雾。而达芬奇Xi系统的镜头为自动白平衡、自动对焦及三维校准，同时头端有加温功能，需提前打开光源。

（5）注意调整手术台四周及上方设备，妥善固定各设备供电传输线路，避免影响机械臂运动。

（6）若在手术过程中发生机械臂活动相互磕碰，可以及时地对机械臂位置进行适当的调整。

（7）术者可以通过调整控制台上的人体工程学调节按钮，调整主操控台的目镜高低和倾斜角度、手臂支撑架的高度。

（二）手术术式

目前文献报道的机器人肺切除手术涵盖了常规的肺叶切除、肺段切除，也包括联合肺叶切除、全肺切除、肺亚段切除以及支气管、血管袖型切除，肺移植也有相关报道。

（三）中转开胸的指征

机器人肺切除过程中出现如下情况需要中转开胸或常规胸腔镜手术：①难以控制的大出血；②因胸膜腔粘连导致无法置入机器人器械；③术中发现显露困难，手术难度较大估计无法微创下完成；④机器人设备故障。

（四）机器人肺手术的临床应用

1.手术体位及操作孔布局

（1）90°侧卧位，胸部垫高，对于臀部较大的患者，往往需要采用侧卧折刀位，以增加机械手臂活动幅度。

（2）手术切口布局：镜孔选择一般在腋后线第7、8肋间，对于肥胖患者需要通过叩诊肺下界以避免损伤膈肌。操作孔选取一般考虑如下几个原则，两操作孔对称位于镜孔两侧，间距8~10 cm（手指并拢，4指宽度）。腹侧孔一般位于第6、7肋间腋中线，背侧孔一般位于第8、9肋间肩胛下线，助手辅助孔一般选取腋前线与乳头之间，切口上缘不超过腋前线，右肺中叶切除往往需要辅助孔选取在第3肋间，以便于切割闭合器处理血管及支气管。

2.右肺上叶切除术

（1）助手牵拉右肺下叶背段，将肺向腹侧牵拉，以暴露后肺门。

（2）沿肺边界打开后纵隔胸膜，范围向下至右下肺静脉，向上至右中间支气管。

（3）清扫第7组淋巴结，沿右上叶支气管与右中间支气管向远端游离，暴露并清扫支气管分叉处淋巴结。

（4）垂直牵拉右肺上叶后段，显露并打开三叶交界处胸膜，暴露右肺动脉干，沿肺动脉干表面后升支动脉与背段动脉之间，打通右肺上叶与右肺下叶之间叶裂隧道，直线切割闭合器打开叶裂。

（5）游离中心静脉及后升支动脉，直线切割闭合器离断，以显露右肺上叶支气管。

（6）清扫右肺上叶支气管根部淋巴结，暴露右肺上叶支气管与尖前支动脉间间隙，然后牵拉右肺上叶尖段，将肺向足侧牵拉暴露上肺门，打开上纵隔胸膜，将右肺上叶支气管与尖前支动脉间隙打开。

（7）垂直牵拉右肺上叶后段，使用分离钳钝性游离右肺上叶支气管与尖前支动脉间间隙，然后直线切割闭合器离断右肺上叶支气管。

（8）游离尖前支动脉并离断。

（9）处理水平裂以及剩余右肺上叶静脉，也可将右肺上叶静脉单独处理，注意辨认并保护右肺中叶静脉，将标本用一次性取物袋装好，经辅助孔取出。

（10）清扫第2、4组淋巴结。

3.右肺中叶切除术

（1）助手垂直牵拉右肺中叶内侧段，暴露前肺门。

（2）打开右肺上、中叶静脉表面纵隔胸膜，显露右肺中、下叶静脉分叉以及右肺上、中叶静脉分叉，并清扫右肺中、下叶静脉三角间隙内淋巴结以及右肺上、中叶静脉间淋巴结。

（3）分离钳钝性游离右肺中叶静脉，然后直线切割闭合器离断右肺中叶静脉。

（4）清扫右肺中叶支气管周围淋巴结，游离并用切割闭合器离断右肺中叶支气管。

（5）游离右肺中叶内、外侧段动脉，清扫周围淋巴结并裸化动脉，然后直线切割闭合器离断。

（6）使用直线切割闭合器离断水平裂。

（7）将标本用一次性取物袋装好，经辅助孔取出。

（8）清扫第2、4、7组淋巴结送检。

4.右肺下叶切除术

（1）助手牵拉右肺下叶背段，将肺向腹侧牵拉，以暴露后肺门。

（2）沿肺边界打开后纵隔胸膜，范围向下至右下肺静脉，向上至右中间支气管。

（3）清扫第7组淋巴结，沿右上叶支气管与右中间支气管向远端游离，暴露并清扫支气管分叉处淋巴结。

（4）助手牵拉右肺下叶基底段，将肺向头侧牵拉，显露右下肺韧带，离断右下肺韧带，避免损伤下腔静脉以及食管。

（5）助手牵拉右肺下叶前基底段并向背侧牵拉，暴露前肺门，游离右肺中、下叶静脉之间三角区域，清扫当中淋巴结，裸化右肺下叶静脉，直线切割闭合器离断右肺下叶静脉，注意保护右肺中叶静脉。

（6）助手牵拉右肺下叶基底段，将肺垂直牵拉，保持右肺下叶支气管垂直，解剖并清扫右肺下叶、中叶支气管间淋巴结，注意保护深部的右肺基底段动脉，尽量裸化右肺下叶支气管，然后分离钳钝性分离，随后直线切割闭合器离断右肺下叶支气管，离断前辨认右肺中叶支气管勿误伤，必要时双肺通气确认。

（7）助手钳夹右肺下叶支气管残端，垂直牵拉右肺下叶，以显露右肺下叶动脉。

（8）清扫右肺下叶动脉周围淋巴结以裸化血管，必要时分离钳钝性分离右肺下叶动脉，期间注意辨认并保护右肺中叶动脉，直线切割闭合器离断右肺下叶动脉。

（9）直线切割闭合器离断剩余叶裂，将标本用一次性取物袋装好，经辅助孔取出。

（10）根据情况清扫第2、4组淋巴结。

5.左肺上叶切除术

（1）助手牵拉左肺上叶尖后段，将肺向足侧牵拉，暴露上肺门。

（2）打开上肺门纵隔胸膜，暴露左肺动脉干，游离左肺上叶静脉与左肺动脉干之间间隙，同时沿肺动脉干向远端游离，游离至显露肺动脉分支（叶裂隧道出口）。

（3）助手牵拉左肺下叶前内基底段并垂直牵拉以显露叶裂，经叶裂薄弱处打开叶裂，并游离至显露肺动脉干，沿肺动脉干向近心端游离，游离至显露左肺下叶背段动脉及左肺上叶尖后段动脉c支（叶裂隧道入口）。

（4）分离钳钝性分离打通叶裂隧道，并使用直线切割闭合器打开叶裂，沿叶裂向远心端继续游离显露肺动脉干，直至显露左肺上叶舌段动脉与基底动脉干分叉部。

（5）助手牵拉左肺上叶舌段，将肺向背侧头侧方向牵拉暴露前肺门，清扫位于左肺上、下叶静脉之间三角区域内的淋巴结，直至显露深部左总支气管及远端左肺上、下叶支气管分叉。

（6）助手直角钳经左肺上、下叶静脉分叉向左肺上叶舌段动脉与左肺下叶基底动脉干分叉处钝性分离，打通另一半叶裂隧道，并用直线切割闭合器离断剩余叶裂。

（7）助手垂直牵拉左肺上叶舌段，依次清扫舌段动脉及尖后段动脉c支及a+b支周围淋巴结，裸化各支动脉并离断，可根据具体情况使用直线切割闭合器或hem-o-lok来处理。

（8）助手牵拉左肺上叶舌段与尖后段交界，并向腹侧牵拉，进一步清扫左肺上叶支气管周围淋巴结以裸化左肺上叶支气管，分离钳钝性游离支气管后用直线切割闭合器离断左肺上叶支气管。

（9）进一步游离裸化剩余的左肺上叶静脉及前段动脉，直线切割闭合器离断，将标本用一次性取物袋装好，经辅助孔取出。

（10）根据情况清扫第5、6、7组淋巴结。

6.左肺下叶切除术

（1）助手牵拉左肺下叶背段，将肺向腹侧牵拉，暴露后肺门。

（2）打开后纵隔胸膜，自下而上依次显露左肺下叶静脉、左总支气管及左肺动脉干，彻底清扫三者之间淋巴结，进一步游离左肺下叶静脉，向远端游离左总支气管至支气管分叉，游离左肺动脉干至显露左肺下叶背段动脉（如需要，可在此步骤后清扫第4、7组淋巴结）。

（3）助手牵拉左肺下叶基底段并向头侧牵拉显露左下肺韧带，分离左下肺韧带至左下肺静脉，然后助手将肺垂直牵拉，显露前肺门，裸化左下肺静脉并彻底清扫左肺上、下叶静脉间淋巴结，分离钳钝性游离左肺下叶静脉后直线切割闭合器离断。

（4）清扫左肺下叶支气管周围淋巴结，清扫左肺上、下叶支气管分叉处淋巴结注意保护深部的肺动脉分支，清扫完左肺上、下叶支气管分叉处淋巴结后，助手使用分离钳钝性游离左肺下叶支气管，注意保护深部的肺动脉分支，然后直线切割闭合器离断左肺下叶支气管。

（5）游离基底段及背段动脉，清扫周围淋巴结后裸化上述两支动脉，助手使用分离钳钝性游离两支动脉后使用直线切割闭合器离断。

（6）直线切割闭合器处理叶裂后，将标本用一次性取物袋装好，经辅助孔取出。

（7）清扫第5、6组淋巴结。

7.机器人肺段切除术

肺段切除术遵循如下几个原则，经叶裂开始处理的肺段切除手术，例如背段、舌段、后段/尖后段、左前内基底段/右前基底段等，手术的第一步往往是建立叶裂隧道，隧道建立的方法已在前述方法中详述，然后按照反单向式（fissure first）的方法来完成肺段的切除。而经肺门开始的肺段切除手术，例如前段、尖段、后外基底段等，手术的步骤往往遵循单向式（fissure last）肺叶切除的原则与方法，即从肺门层层深入，逐步离断段门结构，完成肺段切除。不同于肺叶手术，因为肺段的支配血管往往较细，部分血管更多采用结扎或hem-o-lok等处理。

8.机器人复杂肺叶切除术

随着机器人应用的增多以及主刀医师经验的增加，许多以前无法用微创开展的肺部手术，例如联合肺叶切除、全肺切除、肺叶袖型切除等复杂术式，在很多医院已经作为机器人常规手术进行开展了。原则上及方法上与肺叶切除并无大的差异，需要对术前影像精确评估，以便对术中可能遇到的困难做足准备。一般建议熟练掌握肺叶切除术后再进行复杂肺叶切除手术的尝试。

9.术后处理

术后可以参照加速康复外科的原则进行术后处理。

（1）术后生命体征监测：同胸腔镜肺切除术。

（2）术后观察：术后注意观察胸管引流液量及性状、漏气情况、切口恢复情况等。注意有无胸腔内出血、气胸、肺不张、支气管/肺泡胸膜瘘的发生。

（3）饮食和补液：术后第1天一般进食半流质，1~2天逐步过渡至正常饮食。

（4）术后早期活动：积极鼓励病人术后第1天开始下床活动并完成每日制订的活动目标。

（五）并发症及其防治策略

1.术中并发症及防治措施

（1）气腹机相关并发症：常见于无助手辅助孔的全机器人肺部手术，主要表现为高碳酸血症、皮下气肿。预防措施：术中严密监测，尽量避免出现广泛的皮下气肿，术中保持良好的肌肉松弛状态，尽量缩短手术时间。

（2）术中血管损伤：由于肺血供丰富，包含肺动脉及支气管动脉两套供血系统，术中血管损伤时有发生，尤其是损伤后极为凶险的肺动脉及其分支出血。预防措施：熟悉肺部血管的解剖结构，术前仔细阅片，及时了解存在的血管解剖变异，术中动作轻柔，牵拉肺/血管过程中注意观测可能存在的血管张力。手术操作过程中，注意能量器械的使用，注意解剖层次，保护淋巴结完整性，预先处理可能污染术野的小血管出血。对于某些难度极高或者肺动脉出血风险极大的手术，预先游离肺动脉干，并进行预阻断，可显著降低发生大出血的概率。对于已经发生的血管出血，采取的第一步往往是控制出血，可使用小方纱布压迫止血、纱布填塞止血、吸引器侧壁压迫止血、钳夹止血等，然后快速清理术野积血及血凝块，最后根据破口大小以及自身经验选择是否开胸止血。

（3）相关及相邻脏器损伤：常见的有喉返神经、淋巴管、食管、支气管壁、膈肌等。预防措施：进胸放置Trocar前进行叩诊，以降低膈肌损伤的风险；清扫喉返神经旁淋巴结时，尽量贴近淋巴结使用能量器械，尽量避免裸化喉返神经；右侧第2、4组淋巴结清扫后发生乳糜胸概率较高，注意术中对可疑管状结构进行保护，需要离断的管状结构使用能量器械在无张力情况下处理，避免牵拉、扯断，清扫完毕淋巴结，对于可疑的管状结构使用钛夹或hem-o-lok夹闭处理；清理第7、8组淋巴结时，注意辨认食管及支气管等结构，使用能量器械时注意保护，减少或避免对食管、支气管结构的灼伤。

2.术后并发症及防治措施

（1）胸膜腔漏气：是肺切除术后常见并发症，常见原因主要为手术破坏脏层胸膜及肺实质所致，可引起术后带管时间延长甚至继发胸膜腔感染可能。对于轻度漏气，如果胸管引流通畅，肺复张完全，一般可在几天内自行痊愈，部分患者可能需要胸膜腔打入粘连剂来促进愈合（打之前需确认肺复张完全），部分持续漏气不缓解的患者，建议完善CT检查，评估肺复张程度以及胸管位置，必要时调整胸管位置或重新放置胸管促进肺复张。对于持续漏气且漏气严重的患者（Ⅲ度漏气且肺无法完全复张），需要完善胸部CT，若合并咳胸水样痰还需要完善支气管镜检查以除外支气管胸膜瘘，若优化引流后仍不缓解，可能需要二次手术修补。

（2）乳糜胸：彻底清扫淋巴结的部分患者可能会发生，一般乳糜胸处理第一步先留取胸水送检乳糜试验，同时更改患者饮食方案为低脂饮食，若每日引流液<500 ml，一般能够通过单纯控制饮食来治愈，部分严重患者可采用禁食+生长抑素治疗+胸膜腔粘连剂注射；若通过严格禁食及生长抑素治疗后每日引流液仍大于500 ml，则要考虑早期进行手术治疗，方式为淋巴管瘘口修补+胸导管结扎。

（3）血胸：肺术后血胸常见原因包括血管夹脱落、焦痂脱落、粘连带出血等。预防措施：术中止血做好重点区域的检查，按照肺门血管–支气管残端血管–肺粗面–淋巴结窝–胸顶–肋膈角–穿刺针–切口的顺序，同时对血管残端及支气管动脉残端必要时用钛夹或hem-o-lok加固。

第八章

机器人辅助腔镜肺段
切除手术技术指南

一、基本原则

肺段切除术遵循如下几个原则，经叶裂开始处理的肺段切除手术，例如背段、舌段、后段/尖后段、左前内基底段/右前基底段等，手术的第一步往往是建立叶裂隧道，隧道建立的方法已在前述方法中详述，然后按照反单向式（fissure first）的方法来完成肺段的切除。而经肺门开始的肺段切除手术，例如前段、尖段、后外基底段等，手术的步骤往往遵循单向式（fissure last）肺叶切除的原则与方法，即从肺门层层深入，逐步离断段门结构，完成肺段切除。不同于肺叶手术，因为肺段的支配血管往往较细，部分血管更多采用结扎或hem-o-lok等处理。

二、麻醉方法

可以选择的麻醉方式有：双腔气管插管，静脉吸入复合麻醉；单腔气管插管+封堵管；保留自主呼吸非气管插管。目前以双腔气管插管为主，各中心根据不同的条件和技术水平可选择相应的麻醉方式。

三、手术体位及操作孔布局

（1）手术体位：健侧90°卧位。

（2）操作孔布局孔位：根据不同团队操作习惯，有不同孔位设计方案。以下孔位设计可供参考（见图8-1）。机器人镜孔：腋中线第6肋间；机器人操作臂孔：腋前线第4肋间、腋后线稍后第8或9肋间；人工辅助孔：腋前线第6肋间，长度3~4cm。一般主刀右手机械臂操作能量器械，在左肺手术时，孔位可稍往前移，以减少隆突下淋巴结清扫操作时受脊柱的干扰。人工辅助孔：腋前线第6肋间，3cm。该孔位设计优点：镜孔上移，上纵隔视野较好；助手受机器臂干扰小；人工辅助孔处于较低位置，腔镜切割器处理脉管角度良好。

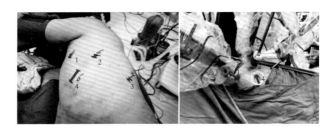

图8-1　机器人肺段手术操作孔布局

1、3.为两个操作孔；2.为进镜孔；4.为辅助孔

四、术前准备

对于拟行肺段切除的病例，建议常规进行三维重建，推荐采用结节筛查及三维重建一体的高效、可靠的系统进行术前规划。胸腔镜辅助下能完成的肺段手术，

机器人系统辅助均可完成，包括单肺段切除、联合肺段切除、联合亚肺段切除以及其他困难肺段切除等。术前规划步骤同常规胸腔镜术前规划，根据病灶位置确定手术具体方式（范围），分析需要离断的相应段支气管、静脉、动脉，规划合理、可行的手术流程。

五、手术操作流程

肺段手术的整体操作流程基本同常规胸腔镜手术。但在一些细节处仍存在差别。手术流程主要包括：段门结构的处理；段间平面的呈现；段间平面裁切；手术创面的检查与处理。

（一）段门结构的处理

段门结构的处理原则是：由浅入深解剖相应结构，表浅的结构优先进行解剖和处理，有利于深部结构的解剖和离断。术中实时进行解剖结构与三维重建结果的核对和确认，有利于手术的顺利进行。

段门结构的处理顺序有：A（段动脉）-B（段支气管）-V（段内/段间静脉），V-B-A，V-A-B等，具体需依据解剖层次及术中的便利性进行相应的处理。由于机器人操作缺乏逆反馈，在段门结构的解剖及游离过程需要注意充分结合视觉反馈进行操作避免结构損伤。

段支气管的处理方法与常规腔镜操作类似，有：直线切割器切割；Hemlok夹闭；丝线结扎等，在临床实践中根据操作的安全性、角度等情况灵活选择一种或多种方法混合的方式处理支气管；支气管一般不用钛夹夹闭，钛夹夹闭作用可能不够紧密且术中夹闭可靠性的判断困难导致术后支气管胸膜瘘的风险增加。在特殊情况下可采用机器人剪刀剪开支气管后Prolen线缝闭支气管残端。

段动脉、段间静脉、段内静脉的处理方法：直线切割器；Hemlok或钛夹夹闭；丝线结扎；能量器械凝闭等。临床实践中结合术前三维重建规划流程进行相应的血管解剖、识别与处理。机器人辅助下血管处理方法可以根据手术医师的个人习惯选择一种或多种方法混合的方式，对于细小的动脉分支或静脉属支可以采用超声刀直接凝闭离断。结扎或者夹子夹闭血管两端后离断的方法，可以预防远侧残端盗血，保持术野干净，同时有利于相应段支气管的解剖与定位。

（二）段间平面的呈现与裁切

目前有多种段间平面呈现方法，也有多种段间平面裁切方法。根据不同的手术习惯进行相应的组合。

段间平面常用呈现方法：改良膨胀萎陷法、吲哚菁绿荧光法、靶段支气管通气膨胀法、解剖标识识别法等，前两种方法最为常用。他们各有优缺点：改良膨胀萎陷法段间平面维持时间长，界限清晰，易于辨别，对深部肺组织的段间平面显示清晰，但是需要一定的膨胀萎陷时间；吲哚菁绿荧光法段间平面显示快，无需等待，但是维持时间短，需要快速标记肺表面的段间界限，对于深部肺组织段间平面的鉴别指导作用有限。以上方法均可应用于机器人辅助下段间平面的呈现。

段间平面裁切方法：联合降维法（超声刀+直线切割器）；开门法（直线切割器）；电钩+直线切割器；单纯能量器械（超声刀或电钩）。前3种方法在机器人辅助肺段切除中较为常用，它们各有特色，可供临床医生灵活选择与使用。单纯能量器械，耗时较多，产生的创面较大，有可能增加术后漏气、出血、感染等并发症风险，临床较少使用。

机器人电钩操作灵活，操作技巧要求不高，但容易产生焦痂影响段间平面的准确判断，其肺部漏气的发生率可能会增加。机器人超声刀具有良好段止血性能，创面可控；创面不形成焦痂，段间静脉显露清晰；其操作灵活性与电钩相近，但技巧性要求更高；手术时间相对增加。采用直线切割器操作简单、创面小、缝合牢固，术后漏气率低，但无法沿段间解剖性边界进行精准处理，可能影响剩余肺段的正常复张及误伤段间静脉。联合降维法采用超声刀细致解剖段间平面，化三维不规则形态的段间平面为规则的二维线性结构，再以直线切割缝合器裁切。缝合钉切割肺段组织厚度薄，对周围肺段的压榨少，伸展性好，操作时间中等。

（三）手术创面的检查与处理

机器人肺段手术后创面检查与处理同常规胸腔镜手术。支气管残端试漏按照相应的气道压力要求进行相应的测试。血管残端根据具体情况进行相应的加固处理。肺组织创面漏气明显时应适当缝合加固，避免术后长时间漏气。

（四）肺段切除术中并发症预防及处理措施

1.出血

预防：充分了解机械臂的操作特点，由于目前机械臂缺乏逆反馈，需要视觉进行补偿及适应，操作应尽量轻柔，手法正确，避免血管损伤出血；大出血风险较高时，应考虑预阻断。

处理：当出现大出血等紧急情况时，应根据具体情况做相应的紧急处理，如压迫控制出血，在可控情况下可以由经验丰富的主刀医生在机器人辅助下进行缝合止血等操作；紧急情况应果断开胸止血，具体按照常规开胸止血方法进行。

2.误断血管

预防：肺段切除手术涉及肺段动脉或静脉多数较为细小，有可能存在误断的情况，手术中应仔细解剖和辨别相关结构，配合充分的术前规划模拟，以避免误断血管，如多断目标血管以外的动脉或静脉等。

处理：多断肺段动脉，膨肺萎陷后产生的界限变大，肺组织切除范围相应变大，仍可以满足切缘要求，不影响肿瘤学原则。如多断较小的肺静脉，一般不会明显影响血液回流，无需特殊处理。

3.少断肺段动脉或静脉

处理：少断肺动脉，膨肺萎陷后产生的界限变小，手术切除范围相应变小，可能无法满足切缘要求，甚至切除后找不到结节，此时应仔细辨认肺段结构，处理相应肺段动静脉，扩大切除范围，甚至考虑肺叶切除。如少断肺静脉，则无需进一步处理，因为在裁切段间平面时，进入目标肺段的静脉会一并离断。

4.支气管损伤

预防：因机械臂缺乏逆反馈，手术操作应轻柔，注意手眼协调，避免损伤支气管。

处理：术中详细试漏，一般气道压控制在25~30 cm H_2O 进行鼓肺试漏，及时发现损伤支气管并采用3-0或4-0 Prolen线进行损伤处修补。注意修补后应再次试漏。

5.多断或少断支气管

预防：支气管是肺段手术的核心结构，应准确识别和处理目标支气管，避免此类情况发生。

处理：多断邻近的肺段支气管，应将该肺段组织一并切除。如少断支气管，通常情况下其伴行的肺段动脉也未离断，切除范围小于规划范围，可能出现结节漏切或切缘不足；应重新复习解剖结构，按原规划范围进行手术，确保结节的完整切除及足够的切缘。

6.创面明显漏气

预防：创面漏气包括支气管残端漏气及肺组织创面漏气。支气管残端漏气的预防措施主要是选择合适支气管闭合方法及器械，如段支气管可采用蓝钉，较细的段或亚段支气管可以采用白钉或采用丝线结扎、Hemlok闭合等方法。肺组织创面漏气一般出现在采用能量器械如电钩或者超声刀裁切段间平面时，在使用能量器械时准确沿着段间界限或者稍浅裁切可以减少漏气可能。

处理：术后进行充分的试漏，如支气管残端漏气，需进行缝合修补或采用Hemlok夹闭加固；肺组织创面明显漏气时需采用Prolen线进行缝合修补，少量漏气可采用止血材料等覆盖创面处理。

7.标本内未找到结节

预防：标本是检验手术精准性的重要指标，甚至是检验手术适应证的参考标准，因此，标本内未找到目标结节可作为术中并发症之一。目标结节完整切除同时满足安全切缘，涉及手术适应证是否明确、手术范围是否合理、术前流程规划是否准确、术中实际操作是否精准、手术标本解剖是否到位等；应当从全流程进行审视，预防手术偏离计划。

处理：切除标本中找不到目标结节是比较棘手的问题。这种情况存在多种原因，如结节已切除但在标本中未被找到、结节仍在余肺里未被切除，甚至良性结节短期内吸收消失等。处理方法有继续观察、扩大切除范围，甚至肺叶切除。应当做好医患沟通决定处理方式。

第九章

机器人辅助腔镜气管切除重建术

气管外科被誉为胸外科皇冠上的明珠。气管切除重建尤其是隆突切除重建术，对胸外科医生来说是高难度手术，手术策略选择、术中严谨及个性化重建的操作极具挑战性，制定本手术技术指南，希望对即将开展或正在开展该术式的胸外科医师提供指导。

一、基本要求

（一）机器人辅助胸腔镜气管切除重建术的适应证

（1）恶性肿瘤，包括原发性气管癌、继发性气管癌。

（2）良性肿瘤，包括内生阻塞气管的、已引起呼吸系统症状的、可见病变明显进展的局灶性结节增生等良性疾病。

（3）既往气管插管或气管手术（如气管造口术）导致的气管狭窄。

（4）内科介入手段无法有效治疗的气管内病变。

（二）机器人辅助胸腔镜气管切除重建术的禁忌证

（1）绝对禁忌证。

（2）气管病变范围超过 5 cm 或整个气管长度的 50%。

（3）已侵犯周围器官、胸腔内广泛转移或远处转移的晚期肿瘤患者。

（4）不能耐受全身麻醉，如严重的心、肺、肝、肾等主要脏器功能不全、恶病质、大量胸腔积液者。

（5）患严重凝血功能障碍、出血性疾病、活动性出血或休克等。

（6）妊娠期病人。

（7）BMI≥40的重度肥胖者。

（三）相对禁忌证

（1）二次或多次手术胸腔内粘连难以分离显露病灶。

（2）肺功能轻、中度损害，并伴有其他器官功能损害者。

二、准备

（一）术前评估

1.病人一般状况的评估

根据情况使用头颅核磁共振成像、PET-CT、颈胸腹部CT、骨扫描、纤维食管镜检查，检查患者肿瘤的情况，有无淋巴转移、局部器官侵犯和远处转移情况；进行心脏彩超、心电图检查以评估患者心功能状况，排除心功能无法耐受手术患者；采用肺功能检查评估患者的肺功能储备情况确定患者手术耐受能力；还需重点关注患者的BMI、血常规、血型、降钙素原、肝功能、肾功能、电解质、凝血功能、血脂、动脉血气分析、血传播、女性尿人绒毛膜促性腺激素等检验结果。

2.局部病灶的评估

分析影像学（主要是颈部过屈过伸位DR、颈胸部CT、颈胸部MRI和超声内镜）资料，评估局部病灶是否适宜行机器人切除术。术前必须进行纤维支气管镜检查，评估病变范围、管腔狭窄程度、肿瘤侵犯程度，判定气管插管麻醉的困难程度，术前应在纤维支气管镜下进行病理活检确认肿瘤病理类型。若支气管镜评估显示病变导致的气管阻塞超过70%~80%，应视情况采取纤维支气管镜下局部病灶切除、气管支架置入、气管切开等治疗手段；若评估肿物出血风险大，应取消病理活检，并视情况采取肿瘤供应血管支介入栓塞术等治疗手段。

3.其他评估

主刀医师与麻醉医师应当术前对患者进行全身营养情况、呼吸困难程度、手术体位的选择、气管切除范围、术中通气模式的详细术前评估。

（二）麻醉方式

麻醉方式仍是以传统气管内插管分阶段麻醉方法为主。自主呼吸麻醉下施行气道部分切除重建术的可行性已被证实，简化的麻醉步骤或许能有利于减少该术式的手术时长，但这需要相匹配的麻醉技术与麻醉设施。

（三）手术器械

1.机器人手术器械

机械臂配套机械。包括：金属穿刺器、十字校准器、超声刀、无损伤抓钳、Maryland双极电凝钳或Fenestrated无损伤双极电凝钳、抓持牵开器、大号针持、单极电剪、施夹器（Hem-o-lock夹）。其余器械酌情使用。

2.胸腔镜器械

胸腔镜器械为助手使用，胸腔镜镜头及摄像系统、内镜针持、内镜分离钳、内镜镊子、内镜心包抓钳、双关节直角剪、施夹钳及钛夹、可吸收夹、一次性取物袋、内镜下切割闭合器、神经拉钩、彩色吊带、手术缝线、负压吸引器等。

3.其他

备胸骨锯、胸骨牵开器、无损伤橡皮蚊式钳等；余术者根据医院自身条件及个人习惯选用机器人和胸腔镜器械搭配使用。

（四）机器人系统准备

详见机器人辅助腔镜肺切除术相关章节。

（五）涵盖术式

机器人气管切除重建手术术式涵盖主气管切除重建、左（右）主支气管切除重建，联合或不联合隆突重建术、部分隆突重建术。

三、中转开胸的指征

机器人气管切除过程中出现如下情况需中转开胸或转为常规胸腔镜手术：①术中出现难以控制的大出血，短期内出血量>800 ml，休克倾向患者，应立即开胸止血，同时补充血容量。若出血已凝成大量血块，会严重压迫心肺，影响心肺功能，也应尽可能清除胸内积血或血块，解除对心脏、大血管及肺的压迫，并可防止术后因血块诱发的胸腔感染；②如术中探查发现病灶显露困难，病灶较大预计切除困难，或恶性肿瘤术中出现破裂风险高；③出现大量气管分泌物、经气管导管吸痰难以清除、难以实施气管吻合重建者；④吻合口张力过大，无法有效吻合或反复试漏试验阳性者；⑤机器人设备机械故障时。

四、手术步骤

（一）机器人辅助主气管切除重建术

1.手术体位、操作孔布局

（1）手术体位，患者取左侧卧位，助手根据手术切口位置常规消毒铺巾。

（2）操作孔手术切口选择：腋前线第6肋间、腋后线第6肋间及腋前线第4肋间。床旁机械臂从背侧推入。

2.手术步骤

（1）于腋前线第6肋间做一长约0.8 cm切口作为观察孔，依次切开皮肤、皮下脂肪、肋间肌肉，进入并暴露胸腔，置入机械胸腔镜，探查有无粘连出血与肿物位置等。再于腋后线第6肋间及腋前线第4肋间各做一长约0.8 cm及2.5 cm切口为辅助操作孔与主操作孔，依次切开皮肤、皮下脂肪、肋间肌肉，进入并暴露胸腔，再次探查胸腔，观察胸腔有无粘连，有无出血，气管病变位置。

（2）放置Trocar后置入机械胸腔镜及操作机械臂，主刀医师使用超声刀分离松解粘连带，创面彻底止血，显露后纵隔，游离迷走神经，缝线悬吊。

（3）解剖和分离奇静脉，沿着上腔静脉的外侧，向顶端进行分离，打开顶层胸膜，在解剖过程中特别注意保护支气管动脉和迷走神经。对肺门、隆突下淋巴结和其他气管旁淋巴结进行清扫，显露隆突。识别右侧喉返神经，并用PROLENE 3-0缝线小心地将其悬挂在胸壁后部。以上这些动作有助于暴露气管和双侧近端支气管。游离气管上至胸廓入口，下至隆突，用胶管作牵引。

（4）术中纤支镜定位病变位置，评估病灶距离声门、隆突长度，累及管腔程度，病变气管质地，评估供血是否丰富，评估气管邻近组织侵犯程度，观察壁层胸膜及膈肌有无结节，预估切除气管总长度。

（5）用吲哚菁绿标记病变，荧光模式下显像标记所在位置，确认上缘距病变 0.5~1 cm 处离断气管，PROLENE 2-0线牵引，远端置入气管高频通气导管，病灶及切缘用一次性取物袋取出，送检，等待术中快速冰冻病理回报。

（6）若冰冻病理回报切缘阳性，则需进一步扩大切除范围，必须谨慎考虑到重建吻合口的张力，预防吻合口漏等术后并发症。

（7）若冰冻病理回报切缘阴性，则进行端端吻合重建，吻合过程中用 PROLENE 2-0 线从后壁开始连续缝合气管断端，后壁缝合完成后拔除高频通气导管，后完成前壁的其余部分吻合。MONOCRYLTM4-0 间断缝合加固吻合口。

（8）冲洗胸腔，清除胸腔内血液、积液。进行漏气试验，使用生理盐水测试是否有漏气的迹象。如果观察到任何漏气，则使用的缝线进行加强缝合，直到术中漏气测试被确认为阴性。患者试漏压为 35 cmH_2O，无观察到气体从吻合部位溢出，确定吻合良好。

（9）调取周围组织水平褥式缝合包埋覆盖吻合口。

（10）检查无活动性出血，留置胸腔引流管，清点器械无误，逐层依次关胸。

（11）在手术结束时，使用支气管镜检查气管通畅性、缝线紧密性、吻合口完整性，如果有痰液滞留，则清除气道分泌物。

（12）手术完成后，在下颏皮肤和胸壁之间予不可吸收缝线保持患者头部前屈位，以避免在术后早期出现吻合部位过度紧张，导致术后吻合口漏。

（二）机器人辅助隆突+主支气管切除重建术

1.手术体位、操作孔布局

（1）麻醉成功后，患者取侧卧位，常规消毒铺巾。

（2）操作孔手术切口选择：腋前线第7肋间、腋后线第7肋间及腋前线第4、5肋间。床旁机械臂从背侧推入。

2.手术步骤

（1）于腋前线第7肋间做一长约0.8 cm切口作为观察孔，依次切开皮肤、皮下、肌肉。进入并暴露胸腔，置入机械胸腔镜，探查胸腔有无粘连、出血。于腋后线第7肋间及腋前线第4肋间、第5肋间各做一长约0.8 cm、3.5 cm、0.8 cm切口为辅助孔和主操作孔，置入机械胸腔镜及操作机械臂，再次探查。依次切开皮肤、皮下、肌肉，进入并暴露胸腔，再次探查并置入内镜器械。

（2）使用超声刀分离松解粘连带，创面彻底止血。分离组织后显露后纵隔，游离迷走神经，缝线悬吊，避免对迷走神经的任何损伤。游离气管上至胸廓入口下3.0 cm，下至隆突及左右主支气管，用胶管作牵引。

（3）充分游离气管隆突部。术中纤支镜定位病变位置，评估病灶距离声门、隆突长度，累及管腔程度，病变气管质地，评估供血是否丰富，评估是否累及左、右主支气管，气管邻近组织侵犯程度，隆突下淋巴结是否转移、观察壁层胸膜、膈肌及心包有无结节，预估切除范围。

（4）打开气道前后，必须保持手术区域及气道内的清洁，分泌物与渗血都可能影响患者的氧合，从而影响术中安全。

（5）术中纤支镜与吲哚菁绿荧光定位，再次确认病灶，切缘距病灶0.5~1.0 cm处离断气管、主支气管。为了确保充分切除和无张力吻合，以通过完全切除4L和7组淋巴结来增加左支气管的长度。病变隆突及切缘用一次性取物袋取出，送检，等待术中快速冰冻病理回报。

（6）若切缘阴性，则进行隆突重建。关键原则是确保切除后支气管口与气管或隆突口之间的吻合口匹配。可通过用PROLENE 3-0线缝合缩小气管侧壁开口。将支气管内导管插入一侧主支气管。该侧主支气管后壁与主气管后壁用PROLENE 3-0连续缝合，绕支气管内导管向前壁继续缝合。后壁吻合完成后，拔除支气管内导管，使经口气管导管进入该侧主支气管。主气管和该侧主支气管形成的游离前缘随后被塑造成与对侧主支气管或支气管中间相适应的开口，可用缝线用主动脉扩张器缩小或扩张管腔。对侧主支气管吻合是先从该侧主支气管前壁外侧开始使用PROLENE 3-0连续缝合，然后逆时针向主气管前壁进行缝合，完成二者端侧吻合隆突重建，后采用MONOCRYLTM4-0间断缝合加固吻合口。

（7）冲洗胸腔，清除胸腔内血液、积液。进行漏气试验，使用生理盐水测试是否有漏气的迹象。试漏压为25 cmH$_2$O，观察有无气体从吻合部位溢出，确定吻合良好，如果观察到任何漏气，则使用的缝线进行加强缝合，直到术中漏气测试被确认为阴性。

（8）调取周围组织水平褥式缝合包埋覆盖隆突嵴部、吻合口。

（9）检查无活动性出血，留置胸腔引流管、纵隔引流管，清点器械无误，逐层依次关胸。

（10）在手术结束时，使用支气管镜检查气管通畅性、缝线紧密性、吻合口完整性，如果有痰液滞留，则清除气道分泌物。

（11）手术完成后，在下颏皮肤和胸壁之间进行予不可吸收缝线保持患者头部前屈位，以避免在术后早期出现吻合部位过度紧张，导致术后吻合口漏。

（三）机器人辅助主支气管切除重建术

1.手术体位、操作孔布局

（1）手术体位，采取侧卧位，常规消毒铺巾。

（2）操作孔布局手术切口选择：腋前线第4肋间、腋前线第7肋间、腋后线第7肋间及腋中线第9肋间。床旁机械臂从背侧推入。

2.手术步骤

（1）于腋前线第Ⅶ肋间做一长约0.8 cm切口作为观察孔，依次切开皮肤、皮下、肌肉，进入并暴露胸腔，置入机械胸腔镜，探查胸腔有无粘连、出血。于腋后线第7肋间及腋前线第4肋间、腋中线第9肋间各做一长约0.8 cm、3.5 cm、0.8 cm切口为辅助孔和主操作孔，置入机械胸腔镜及操作机械臂，再次探查。依次切开皮肤、皮下、肌肉，进入并暴露胸腔，再次探查并置入内镜器械。

（2）使用超声刀分离松解粘连带，创面彻底止血。充分松解下肺韧带。解剖游离胸主动脉升段，肺动脉主干及左主支气管后予悬吊。

（3）术中纤支镜定位病变位置，评估病灶距离隆突长度，是否累及隆突，累及管腔程度，病变支气管质地，评估供血是否丰富，评估支气管邻近组织侵犯程度，观察壁层胸膜、膈肌有无结节，观察隆突下、肺叶间淋巴结转移情况，预估切除支气管长度。

（4）术中纤支镜与吲哚菁绿荧光定位，再次确认病灶，切缘距病灶0.5~1.0 cm处离断主支气管，PROLENE 3-0线牵引，远端置入气管高频通气导管，为了确保充分切除和无张力吻合，需要充分松解下肺韧带。病变及支气管切缘用一次性取物袋取出，送检，等待术中快速冰冻病理回报。

（5）若冰冻病理回报切缘阴性，选择PROLENE 3-0从后壁开始连续缝合支气管断端，端端吻合主支气管重建，后壁缝合完成后拔除高频通气导管，后完成前壁的其余部分吻合。VICRYLTM4-0间断缝合加固吻合口。

（6）冲洗胸腔，清除胸腔内血液、积液。进行漏气试验，使用生理盐水测试是否有漏气的迹象。如果观察到任何漏气，则使用的缝线进行加强缝合，直到术中漏气测试被确认为阴性。试漏压为30 cm H_2O，无观察到气体从吻合部位溢出，确定吻合良好。

（7）调取周围组织水平褥式缝合于支气管与肺动脉

干间且包埋于吻合口。

（8）检查无活动性出血，留置胸腔引流管，清点器械无误，逐层依次关胸。

（9）在手术结束时，使用支气管镜检查气管通畅性、缝线紧密性、吻合口完整性，如果有痰液滞留，则清除气道分泌物。

（四）机器人辅助次级隆突切除重建术

1.手术体位、操作孔布局

（1）手术体位：采取前倾侧卧位，常规消毒铺巾。

（2）操作孔布局手术切口选择：腋前线第Ⅳ肋间、腋前线第Ⅵ肋间、腋后线第Ⅷ肋间。床旁机械臂从背侧推入。

2.手术步骤

（1）于腋前线第Ⅵ肋间做一长约1.0 cm切口作为观察孔，依次切开皮肤、皮下、肌肉，进入并暴露胸腔，置入机械胸腔镜，探查胸腔有无粘连、出血。于腋前线第Ⅳ肋间、腋后线第Ⅷ肋间、腋后线第Ⅵ肋间各做一长约3.0 cm、0.8 cm、0.8 cm切口为主操作孔和辅助操作孔，置入机械胸腔镜及操作机械臂，再次探查。依次切开皮肤、皮下、肌肉，进入并暴露胸腔，再次探查并置入内镜器械。

（2）使用超声刀分离松解粘连带，创面彻底止血。充分松解下肺韧带。解剖游离肺动脉主干及主支气管、次级隆突及分支，予牵引悬吊。

（3）术中纤支镜定位病变位置，评估病灶长度，累及管腔程度，病变支气管质地，评估供血是否丰富，评估支气管邻近组织侵犯程度，观察壁层胸膜、膈肌有无结节，观察隆突下、肺叶间淋巴结转移情况，预估切除支气管长度。

（4）术中纤支镜与吲哚菁绿荧光定位，再次确认病灶，切缘距病灶约0.5 cm处离断主支气管，PROLENE 3-0线牵引，为了确保充分切除和无张力吻合，需要充分松解下肺韧带。病变及支气管切缘用一次性取物袋取出，送检，等待术中快速冰冻病理回报。

（5）若冰冻病理回报切缘阴性，选择PROLENE 3-0重建次级隆突后，与主支气管端端吻合，VICRYLTM4-0间断缝合加固吻合口。

（6）冲洗胸腔，清除胸腔内血液、积液。进行漏气试验，使用生理盐水测试是否有漏气的迹象。如果观察到任何漏气，则使用的缝线进行加强缝合，直到术中漏气测试被确认为阴性。试漏压为 30 cmH$_2$O，无观察到气体从吻合部位溢出，确定吻合良好。

（7）调取周围组织水平褥式缝合于次级隆突与肺动脉干间且包埋于吻合口。

（8）检查无活动性出血，留置胸腔引流管，清点器械无误，逐层依次关胸。

（9）在手术结束时，使用支气管镜检查支气管通畅性、缝线紧密性、吻合口完整性，如果有痰液滞留，则清除气道分泌物。

（五）其他机器人辅助气管术式

涉及隆突重建有多种方法选择，应依据患者个体病变位置、范围，参考既往报道，在术前做好完善的重建计划。

（六）术后处理

术后可以参照胸科手术快速康复的原则进行术后处理。

1.术后生命体征监测

根据手术室的术中和麻醉情况，必要时将患者转入重症监护室进行生命体征监测，注意有无低氧血症、高碳酸血症等情况。

2.术后观察

术后当天行床旁胸片和超声的检查，观察患者术后肺复张、胸腔积液情况；术后注意观察胸腔引流液量及性状、尿量、尿液颜色、切口恢复情况等；如有痰潴留、持续性低氧血症等情况，需立即行纤维支气管镜检查，以清除气道分泌物，并检查吻合口情况。

3.饮食和补液

为防止呛咳导致气管吻合口破裂，术后应采取经胃管鼻饲流质食物或营养液。术后多日行饮水试验、吞咽功能锻炼，待吞咽功能恢复、饮水无呛咳后方可开始进流质饮食，并根据自身耐受情况逐步增加摄入量，病人恢复期间可经胃肠外途径适当补充水电解质和营养物质。

4.术后早期活动

积极鼓励患者术后第1天开始下床活动、行肺功能康复锻炼，并完成每日制订的活动目标，应注意保持头颈部前屈位。

（七）并发症及其防治措施

1.术中并发症及防治措施

常见于无助手辅助孔的全机器人肺部手术，主要表现为高碳酸血症、皮下气肿。预防措施：术中严密监测，尽量避免出现广泛的皮下气肿，术中保持良好的肌肉松弛状态，尽量缩短手术时间。

2.术中低氧血症、高碳酸血症

术中严密监测、定时采集动脉血气；如果患者出现血氧饱和度（SpO_2）<90%、动脉血氧分压（PaO_2）<60 mmHg、二氧化碳分压（$PaCO_2$）≥50 mmHg的情况，采用手控辅助模式通气，确定是否存在气道分泌物堵塞气道，助手及时清理呼吸道分泌物和呼吸道渗血。可采用气管远端跨肺野高频通气，在高频通气之前应确认呼吸道通畅，以防止气压或气胸。

3.纵隔摆动

与患者的BMI关系密切，术中纵隔剧烈摆动将会影响到手术操作安全，可先暂停手术，待麻醉师对麻醉药物进行调整之后再继续手术。

4.术中血管损伤

若术中切开气管后出现急性大出血而无法短时间确定出血来源、无法及时有效压迫出血点、患者血压骤降难以纠正时，应立即撤离机器，转为传统胸腔镜下手术，甚至开胸手术及时控制出血和解决主气道血液堵塞的问题。因机器撤离人体需要一定时间，易导致不良事件发生。因此要求主刀医师熟练掌握纵隔解剖结构和血管变异，正确显露手术平面，正确使用超声电刀等电设备。

5.相关及相邻脏器损伤

要求主刀医师使用机械手臂操作轻柔，按照正确解剖平面进行操作。

（八）术后并发症及防治措施

1.血胸

术后应保持胸腔引流管通畅、严密观察出血量及出血速度。对术后渗血较多的病例，应及时予止血药物，必要时输血。积极输血后血压仍不能维持在正常水平者、单位时间内胸腔引流量不减少甚至增多、休克倾向患者，应考虑积极剖胸止血。疑似大血管破裂患者，应立即补充血容量，同时经原切口紧急进胸止血。若胸内渗血已凝成大量血块，会严重压迫心肺，影响心肺功能，也应及早开胸清除胸内积血或血块，解除对心脏、大血管及肺的压迫，防止胸腔感染。

2.吻合口并发症

吻合口径过小、对合不佳及缝线过粗、切除范围不足导致的吻合口肉芽组织增生、感染、残留肿物复发等原因均可引起支气管吻合口狭窄等并发症。术中气管切除重建过程中应高度重视保护血供，同时避免吻合口紧张。术后吻合口狭窄可能需要纤支镜下介入治疗。

3.支气管胸膜瘘

新发皮下气肿逐渐加重、呼吸困难较前加重甚至出现低血压时应怀疑发生支气管胸膜瘘。依个体情况应用非手术治疗、内镜治疗或外科治疗。

4.其他并发症

应由经验丰富的胸外科医师决定治疗策略并实施。

第十章

机器人辅助腔镜食管癌根治术

随着技术及设备的不断进步，机器人辅助微创食管癌切除术（robot-assisted minimally invasive esophagectomy，RAMIE）在临床应用不断增多，也越来越得到胸外科认可。已有研究证实，RAMIE短期疗效与传统微创根治术相当，并在淋巴结清扫方面有优势，在鳞癌还有潜在生存获益。机器人手术是未来食管癌根治术发展的重要方向。

一、基本要求

（一）手术方式

目前RAMIE术式包括以下3类：

（1）机器人辅助经食管裂孔食管切除术（roboti-assisted transhiatal esophagectomy，RATHE）。

（2）机器人辅助胸部+腹腔镜或腹部开放食管切除术，包括经右胸-腹二切口（hybrid robot-assisted Ivor-lewis）和经右胸-腹-颈三切口（hybrid robot-assisted mckeown）。

（3）全机器人辅助食管切除术，包括经右胸-腹二切口（total robot-assisted ivor-lewis）和经右胸-腹-颈三切口（total robot-assistedmckeown）。

（二）适应证

RAMIE适应证与传统微创食管癌切除术相同，符合手术指征的早期及进展期食管癌均为适应证。要求患者心肺功能可耐受单肺通气及人工气胸，无严重合并症。

学习曲线：RAMIE需要医生具有常规开胸及传统微创食管癌切除术手术经验。机器人手术系整合有模拟训练模式，可以缩短初学者的学习曲线。根据相关专家共识，RAMIE学习曲线一般需要20~40例，短于传统微创手术，而且提倡模块化学习。

（三）术前准备

1.术前评估

患者有无心、肺、肾等重要脏器功能障碍，有无手术禁忌证。完善相关影像学检查。

2.麻醉

评估有无麻醉禁忌证，通常选择单腔气管插管+人工气胸，有利于左喉返神经旁淋巴结暴露。

3.手术器械

8 mm金属穿刺器、十字校准器、超声刀、无损伤抓钳、Maryland双极电凝钳、Fenestrated无损伤双极电凝钳、抓持牵开器、大号针持、单极电剪、施夹器

（Hem-loc 夹）、5~12 mm 套管穿刺器、分离钳、心包抓钳、剪刀、施夹钳及钛夹、可吸收夹、一次性取物袋、内镜下切割闭合器、术中超声、负压吸引器等。

4.机器人手术系统

①机器人系统开机自检；②检查器械是否齐全，功能是否良好。应特别注意检查机械臂运动是否灵活，专用器械的可转腕有无活动受限，剪刀、抓钳等是否正常开合；③机械臂安装专用的一次性无菌套；④镜头连接光源，白平衡，对焦以及三维校准确认；⑤注意调整手术台四周及上方设备，妥善固定各设备供电传输线路，避免影响机械臂运动；⑥若在手术过程中发生机械臂活动相互磕碰，可以及时地对机械臂位置进行适当的调整；⑦术者可以通过调整控制台上的人体工程学调节按钮，调整主操控台的目镜高低和倾斜角度、手臂支撑架的高度。

二、手术方式

（一）机器人辅助右胸-腹-颈三切口食管切除术手术流程

1.胸部操作

（1）手术体位：患者左侧45°俯卧位，呈折刀位。

（2）手术操作布局：助手位患者腹侧，机器人机械臂系统位于头端。

（3）操作孔布局：腋中线第8肋间为观察孔，腋前线第5肋间及腋后线第7肋间为2个机械臂孔，腋前线第7肋间为辅助孔。如需使用第3机械臂，孔位位于肩胛线第8肋间。

（4）人工气胸压力：8~10 mmHg压力，根据患者术中生命体征调整。

2. 胸部手术步骤

（1）辨认迷走神经，在迷走神经旁打开纵隔胸膜，向胸顶分离，暴露并辨认右侧喉返神经旁淋巴结，注意保护右侧喉返神经。

（2）向下打开纵隔胸膜，切断奇静脉弓，清扫食管周围淋巴结。

（3）打开纵隔胸膜，分离食管系膜，完整游离胸中段食管，注意保护食管肌层，注意主动脉发出的食管营养血管。用纱条穿过游离食管向侧方牵拉暴露未分离的食管系膜。

（4）分离充分暴露的食管系膜，向头侧分离至奇静脉弓，向尾侧游离胸下段食管至食管裂孔，并清扫食管周围淋巴结及隆突下淋巴结，注意保护气管。

（5）将食管向上牵拉，助手将气管向腹侧牵拉，清扫左喉返神经旁淋巴结。

（6）从观察孔放置胸腔闭式引流，腋后线操作孔放置纵隔负吸球一根。

3.腹部操作

（1）手术体位：患者平卧位，患者头侧及左侧略抬高。

（2）手术操作布局：助手位患者右侧，机器人机械臂系统位于头端。

（3）操作孔布局：脐下为观察孔，患者肋软骨弓下缘水平线与左右腋前线交点为2个机械臂孔，观察孔与两个机械臂孔连线中点另做2孔，患者左侧为机械臂孔，右侧为辅助孔。

（4）人工气腹压力：15 mmHg压力，根据患者术中生命体征调整。

4.腹部及颈部手术步骤

（1）沿肝总动脉表面打开小网膜囊，完整切除相应淋巴脂肪组织。

（2）清扫肝总动脉旁淋巴结，注意保护血管主干。

（3）沿肝总动脉向头侧分离至胃左血管根部，完整清扫血管根部淋巴结，分别分离并暴露胃左动脉及静脉，于根部断离血管。注意保护胰腺。

（4）沿小弯侧向头侧分离，暴露左右膈肌脚，游离贲门后沿胃壁游离胃底及胃后壁与胰腺包膜之间的粘连（此时勿游离腹段食管，以防气腹进入胸腔）；再沿大弯侧向头侧分离大网膜，注意保护胃网膜血管弓及脾脏，断离胃网膜左血管、胃短血管及胃后血管，完整游离胃体及胃底；再沿大弯侧向尾侧分离，继续分离胃后壁与胰腺包膜之间粘连，游离胃幽门部，注意保护胃网膜右血管弓。

（5）从小弯侧用直线切割器（可带转向）向胃底切割胃体，制作管状胃，管状胃宽度为4~5 cm。

（6）管状胃与胃贲门部残端间保留相连一段，或者用缝线将胃贲门部残端与管状胃残端连接。

（7）完整游离胃贲门部及腹段食管。最后于左下腹做空肠造瘘。

（8）头略后仰转向右侧，于左侧胸锁乳突肌前缘切开皮肤及颈阔肌，由胸锁乳突肌与肩胛舌骨肌群间分离至食管，将颈段食管及管状胃从颈部切口拉出，注意保护颈内血管，吻合可以选择手工吻合或吻合器吻合。

（二）机器人辅助腹-右胸二切口食管切除术手术流程

1.腹部操作

（1）手术体位：患者平卧位，患者头侧及左侧略抬高。

（2）手术操作布局：助手位患者右侧，机器人机械臂系统位于头端。

（3）操作孔布局：脐下为观察孔，患者肋软骨弓下缘水平线与左右腋前线交点为2个机械臂孔，观察孔与2个机械臂孔连线中点另做2孔，患者左侧为机械臂孔，右侧为辅助孔。

（4）人工气腹压力：15 mmHg压力，根据患者术中生命体征调整。

2.腹部手术步骤

（1）沿肝总动脉表面打开小网膜囊，完整切除相应淋巴脂肪组织。

（2）清扫肝总动脉旁淋巴结，注意保护血管主干。

（3）沿肝总动脉向头侧分离至胃左血管根部，完整清扫血管根部淋巴结，分别分离并暴露胃左动脉及静脉，于根部断离血管。注意保护胰腺。

（4）沿小弯侧向头侧分离，暴露左右膈肌脚，游离贲门后沿胃壁游离胃底及胃后壁与胰腺包膜之间的粘连（此时勿游离腹段食管，以防气腹进入胸腔）；再沿大弯侧向头侧分离大网膜，注意保护胃网膜血管弓及脾脏，断离胃网膜左血管、胃短血管及胃后血管，完整游离胃体及胃底；再沿大弯侧向尾侧分离，继续分离胃后壁与胰腺包膜之间粘连，游离胃幽门部，注意保护胃网膜右血管弓。

（5）从小弯侧用直线切割器（可带转向）向胃底切割胃体，制作管状胃，管状胃宽度为4~5 cm。

（6）管状胃与胃贲门部残端间保留相连一段，或者用缝线将胃贲门部残端与管状胃残端连接。

（7）完整游离胃贲门部及腹段食管。最后于左下腹做空肠造瘘。

3.胸部操作

（1）手术体位：患者左侧45°俯卧位，呈折刀位。

（2）手术操作布局：助手位于患者腹侧，机器人机械臂系统位于患者头端。

（3）操作孔布局：腋中线第8肋间为观察孔，腋前线第5肋间及腋后线第7肋间为2个机械臂孔，腋前线第

7肋间为辅助孔。如需使用第3机械臂，孔位于肩胛线第8肋间。

（4）人工气胸压力：8~10 mmHg压力，根据患者术中生命体征调整。

4.胸部手术步骤

（1）辨认迷走神经，在迷走神经旁打开纵隔胸膜，向胸顶分离，暴露并辨认右侧喉返神经旁淋巴结，注意保护右侧喉返神经。

（2）向下打开纵隔胸膜，切断奇静脉弓，清扫食管周围淋巴结。

（3）打开纵隔胸膜，分离食管系膜，完整游离胸中段食管，注意保护食管肌层，注意主动脉发出的食管营养血管。用纱条穿过游离食管向侧方牵拉暴露未分离的食管系膜。

（4）分离充分暴露的食管系膜，向头侧分离至奇静脉弓，向尾侧游离胸下段食管至食管裂孔，并清扫食管周围淋巴结及隆突下淋巴结，注意保护气管。

（5）向上牵拉食管，助手将气管向腹侧牵拉，清扫左喉返神经旁淋巴结。

（6）将管状胃拖入胸腔，用切割闭合器切断管状物与食管贲门连接，于胸上段断离食管，辅助孔扩大用切口保护套取出标本。

（7）吻合器吻合：食管残端做荷包缝合，置入吻合器底座，将管状胃从头端打开，通过辅助孔将吻合器伸入胸腔并从管状胃头端置入，于管状胃侧壁与食管残端做端侧吻合，侧壁用切割闭合器关闭。

（8）机器人手工吻合：管状胃头端剪开，与食管残端两侧固定，先对食管肌层后壁与管状胃肌层后壁缝合，再连续缝合管状胃与食管黏膜层，最后对食管肌层前壁及管状胃肌层前壁进行连续缝合，完成分层手工吻合。

（9）从观察孔放置胸腔闭式引流，腋后线操作孔放置纵隔负吸球一根。

三、术中非计划事件

手术操作过程中发生的术前不能预先判定的意外事件被定义为术中非计划事件，包括：胸腔/腹腔粘连、穿刺器刺破肺组织、术中循环不稳定、器官损伤（喉返神经及气管）、术中出血。RAMIE术中非计划事件可能会增加术后并发症发生率，学习曲线后发生率下降。

四、机械故障与处理

机械故障的处理是机器人手术安全的重要组成部分。为确保病人术中安全，术者及助手需熟练掌握术中机器人手术系统故障识别及处理原则。

（1）主操控台上有一个紧急制动按钮，非紧急状况不得随意按动。

（2）可恢复故障出现时，机械臂上的指示灯变成黄色，同时系统发出报警音，手术室人员可根据屏幕提示解除故障，并继续手术。

（3）不可恢复故障出现时，机械臂上的指示灯变成红色，同时系统发出报警音，手术室人员需记下屏幕上的报错代码（以便维修人员能快速及时查寻故障原因），然后重启系统。部分不可恢复故障可以通过此方法解决，从而继续手术，但严重故障经多次重启系统仍不能解决时，需撤离机器人手术系统，转普通腹腔镜手术或开放手术，并通知维修工程师到场检修。

五、术后处理

术后采用快速康复流程处理，术后第一天开始肠内营养支持，早期拔管，根据患者生命体征及一般情况选择合适的肺康复锻炼模式。RAMIE未增加术后并发症发生率，术后并发症分类及处理与传统微创手术类似，常见并发症包括：肺部并发症、吻合口瘘、喉返神经麻痹及乳糜胸。

第十一章

机器人辅助腔镜纵隔肿瘤切除术

一、技术特点

目前，机器人外科手术系统在纵隔肿瘤中的应用已经开展了10余年，尤其广泛应用于胸腺组织切除治疗重症肌无力。Yoshino等在2001年首先报道了达芬奇手术机器人辅助下胸腺瘤切除术。罗清泉等于2009年5月完成了中国内地首例达芬奇机器人辅助下胸腺切除术。丁仁泉等对203例术后纵隔疾病患者进行了回顾性研究，结果表明达芬奇机器人手术在手术时间上与电视胸腔镜手术相当，而达芬奇手术在手术安全性以及术后恢复速度均优于腔镜组，但手术费用也比胸腔镜组有明显增加。Kajiwara报道称达芬奇机器人手术与传统术式效果相当，比传统腔镜更加易于操作，并且更加安全。其与多家医疗中心的经验都强调了正确选择体位与Trocar的重要性，需要根据肿瘤的部位不同而进行个体化调整。机器人手臂关节灵活，为术中操作带来了方便，可彻底清除膈神经旁的脂肪组织，上腔静脉和左右无名静脉的暴露也更加安全和清晰，在处理两胸腺上角时显得更方便、准确，尤其对于位置较高的纵隔肿瘤优势更加明显，完全能够达到正中胸骨劈开行胸腺组织切除的水平。胸腺静脉是切除胸腺处理的主要血管，机器人手术时，夹闭或结扎、缝合均可安全实现，从任何一侧均可良好地显示整个前纵隔的结构。目前，达芬奇机器人辅助纵隔肿瘤切除术已成为许多中心的常规手术。

二、基本要求

（一）机器人辅助胸腔镜下纵隔肿瘤切除的适应证

临床表现为咳嗽、胸痛、胸闷、肌无力等症状，经CT、MRI等影像学确诊为纵隔肿瘤，术前相关检查未提示大血管、气管、食管、心包、肺组织明显侵犯；术前相关检查未提示胸膜增厚、粘连；术前检查未提示椎管内侵犯或者生长；胸腺瘤合并重症肌无力患者经积极内科治疗后症状控制稳定。

（二）机器人辅助胸腔镜下纵隔肿瘤切除术的禁忌证

合并手术禁忌证或麻醉禁忌证，如①严重的心、肺、肝等重要脏器的功能不全，恶病质，活动性出血或休克等；②合并严重凝血功能障碍；③妊娠或经期妇女；④合并意识障碍及免疫系统疾病；⑤BMI>40的重度肥胖者（目前尚无加长的机器人手术穿刺器及手术器械）；⑥合并严重全身疾病，如严重高血压，糖尿病等。

三、准备

（一）术前评估

（1）患者一般状况的评估：无明显心、肺、肾等重要脏器功能障碍，无手术禁忌证。术前肺功能评估与胸腔镜下纵隔肿瘤切除术相同。

（2）局部病灶的评估：分析影像学资料，了解局部病灶是否适合行机器人纵隔肿瘤切除术。对于恶性肿瘤，还需明确有无邻近组织及远处转移。

（二）麻醉

机器人辅助胸腔镜下纵隔肿瘤切除术可采用全身麻醉复合区域阻滞和气道表面麻醉的方法。

（三）手术器械

（1）普通器械：机器人辅助手术器械包、胸腔镜特器包、肺叶切除包、长柄超声刀、各种型号结扎夹钳和推结器；一次性使用无纺布手术包和衣包。

（2）手术耗材：切割闭合器、各种型号吻合钉、12 mm穿刺器、一次性切口保护套、各种型号结扎夹、各型号缝合线、胸腔引流管；45 cm×45 cm无菌切口膜、各种型号外科手套、抽吸器管2套、11号刀片、0号慕丝线、一次性无菌纱条、一次性无菌医用保护套；中心柱保护套、机械臂套、永久电凝钩、有孔双极镊、卡蒂尔钳、单极电凝线、双极电凝线、Trocar套件、一次性密封帽。

（3）备用物品：机器人辅助下胸科手术中转开放的可能性，提前预备好中转开放手术所需要的无菌物品，3-0、4-0、5-0血管缝合线、长柄电刀、切取肋骨器械、各型撑开器等）。

（四）机器人系统准备

（1）机器人系统开机自检。

（2）检查器械是否齐全，功能是否良好；特别注意检查机械臂运动是否灵活，专用器械的可转腕有无活动受限、剪刀、抓钳等是否正常开合。

（3）机械臂安装专用的一次性无菌套。

（4）调整手术台四周及上方设备；妥善固定各设备供电传输线路，避免影响机械臂运动；若在手术过程中发生机械臂活动相互磕碰，可以及时地对机械臂位置进行适当的调整。

（5）术者可以通过调整控制台上的人体工程学调节按钮；调整主操控台的目镜高低和倾斜角度、手臂支撑架的高度。

四、手术方式

目前已报道可进行机器人辅助下纵隔肿瘤切除术的手术包括：胸腺瘤切除术、后纵隔肿瘤切除术等。

五、中转开胸的指征

①术中出现不可控制的大出血；②术中探查发现病灶显露困难，胸膜腔严重粘连，病灶较大难以切除，或恶性肿瘤术中出现破裂风险；③机器人设备机械故障。

六、手术

（一）前纵隔肿瘤

1.手术体位与切口

胸腺瘤如果肿瘤不是完全偏左侧，一般采取左侧卧位，经右侧进胸处理。双手前上伸展或抱头，以肚脐为中心脚侧和头侧适当向两边弯折，以便尽量扩大打开肋间隙。髋部以束缚带固定，身体两侧以沙袋固定，两腿之间以枕头等软性支撑物垫衬，患者下肢不能抬较高，避免手术时对机械臂的干扰，尿袋挂在患者腹侧，手术台面稍微往背侧倾斜及患者稍向背侧仰。

切口设计一般采用三臂四孔法，1、2、3号臂孔均在第7肋间，1号臂孔在肩胛下角线附近，3号臂孔腋前线稍靠前，辅助孔设在第9肋间肩胛下角线附近，由于辅助孔离操作部位较远，助手术中需使用加长版的器械。

2.术中操作要点

对于考虑良性的前纵隔肿瘤可考虑切除肿瘤及周围脂肪组织，对于考虑恶性的肿瘤，建议行胸腺扩大切除术。术中探查病变若位于前纵隔，来源于胸腺，可以考虑先游离最安全的胸骨后间隙区域，游离胸腺右下极，注意保护膈肌、心包，心包表面出血需及时止血，继续游离胸骨后。适当游离胸腺左下极，可以先完全游离胸腺左下极，如果肿瘤较大，也可以先远离肿瘤离断胸腺左下极，切除肿瘤后再处理，离断胸腺左下极时如有出血需及时止血。游离心包面脂肪，注意保护心包。

之后向无名静脉方向继续游离，游离主动脉弓表面。继续向无名静脉方向游离胸骨后间隙，沿右膈神经游离上腔静脉侧脂肪，显露上腔静脉前侧壁。沿上腔静脉向远心端游离，寻找左无名静脉，电钩钝性推拉分离近左无名静脉起始部处，找到左无名静脉，助手以吸引器推拉左无名静脉周围，显露间隙，吸引器将左无名静脉压向下方，主刀以卡蒂尔镊将病变牵向脚侧、胸骨侧，电钩沿左无名静脉向远心端游离静脉周围的脂肪组织、胸腺右上极，在左无名静脉表面继续向远心端游离。注意一些胸腺的静脉和动脉分支，予以止血夹处理或电凝或超声刀处理。

在乳内动静脉下缘游离胸骨后间隙，进一步显露胸腺。助手以加长的胃钳协助牵拉，将肿瘤牵向脚侧、背侧，主刀以卡蒂尔镊推压左无名静脉，游离胸腺左上极，进一步游离胸骨后，显露胸腺左上极，主刀以卡蒂尔镊将病变牵向上方，助手协助显露主动脉弓、左无名静脉表面与胸腺之间的间隙。注意分辨并游离汇入左无名静脉的胸腺静脉属支和其他胸腺静脉属支，助手经主操作孔以止血夹处理胸腺静脉属支，也可主刀以机器人自带的止血夹装置处理。继续向左无名静脉远心端游离，吸引器协助显露时注意勿影响属支静脉近心端止血夹的稳定性，游离胸腺另一支胸腺静脉属支血管，助手经主操作孔以止血夹处理胸腺静脉属支，进一步游离胸骨后间隙。左无名静脉侧已游离开，沿胸骨后进一步游离胸骨后左上极，注意保护左无名静脉和对侧肺及胸膜。注意分辨胸腺动脉分支，予以止血夹处理或电凝处理，病变装袋经辅助孔取出。

剩下的胸腺左下极继续游离，注意保护心包，继续游离胸腺左下极直至看到明显的脂肪组织，游离到胸腺左下极最远端，对侧胸膜附近。主刀将左下极牵向背侧，继续游离左下极胸骨后间隙。将左下极牵向头侧，电钩继续游离左下极远端，注意勿损伤对侧肺和胸膜，助手以吸引器或主刀以电钩推拉钝性分离对侧胸膜，将胸腺左下极牵向头侧、背侧，继续沿胸腺左下极表面游离，将胸腺左下极牵向头侧，继续环胸腺左下极、沿对侧胸膜表面向头侧、心包面游离，继续向上游离，助手吸引器可以协助显露。继续游离胸骨后间隙，将胸腺牵向头侧或脚侧，不同方向游离心包、主动脉表面，注意勿损伤左无名静脉，注意分辨可能存在的滋养血管，避免引起出血，完整切除胸腺左下极。

3.注意事项

前纵隔良性肿瘤不追求胸腺扩大切除，对于低度恶性肿瘤及以上的恶性胸腺瘤建议行胸腺扩大切除，需特别注意"危险三角"处的结构，如处理不慎，遇到不可控大出血，需及时压迫止血后中转开放手术。

（二）胸膜顶肿瘤

1.手术体位与切口

一般采取健侧卧位，双手前上伸展或抱头，以肚脐为中心脚侧和头侧适当向两边弯折，以便尽量扩大打开肋间隙。髋部以束缚带固定，身体两侧以沙袋固定，两腿之间以枕头等软性支撑物垫衬，患者下肢不能抬较高，避免手术时对机械臂的干扰，尿袋挂在患者腹侧。

胸膜顶肿瘤位置较高，紧邻重要结构，切口设计一般采用三臂四孔法，1、2、3号臂孔分别在第6、7、8肋间，1号臂孔在腋前线稍靠前，3号臂孔在肩胛下角线附近，辅助操作孔设在第3肋间腋前线附近。

2.术中操作要点

若肿瘤位于左侧胸膜顶，则紧靠交感神经、左锁骨下血管。打开肿瘤胸膜顶侧鞘膜，将肿瘤压向脊柱侧，前胸侧继续游离肿瘤表面鞘膜。沿肿瘤表面，继续向颈部游离肿瘤鞘膜，助手钳夹肿瘤表面鞘膜，将肿瘤提向脊柱侧，有利于显露游离层面。继续游离前胸侧肿瘤鞘膜。将肿瘤压向下方和前胸侧，继续游离肿瘤表面的鞘膜，并向颈部方向游离肿瘤，由于肿瘤紧邻重要结构，鞘膜层面和鞘膜内游离，可有效避免损伤颈部的血管、神经等结构。将肿瘤推向脊柱侧，游离肿瘤前胸壁侧，游离束状结构周围，持纱布推拉束状结构周围，进行钝性分离。继续游离束状结构，探查肿瘤与束状结构的关系，卡蒂尔镊钝性推拉剥离肿瘤。将肿瘤翻转推向脚侧，继续游离，肿瘤颈侧已游离充分，继续将肿瘤推向脚侧，可以看到肿瘤和周围的鞘膜，继续游离，注意勿损伤交感神经，完整游离肿瘤，出血部位注意止血，肿瘤经标本袋取出。

（三）后纵隔胸膜肿瘤

1.手术体位与切口

若肿瘤来源于脊柱旁或食管，则采用食管的手术体位及切口，此种体位和切口的设计，在术中如需调整手术方式为颈胸腹三切口食管手术方式时不用重新调整体位和切口。一般采取健侧卧位，患者向前侧俯卧，以便显露后纵隔手术部位，双手前上伸展或抱头，以肚脐为中心脚侧和头侧适当向两边弯折，以便尽量扩大打开肋间隙。髋部以束缚带固定，身体两侧以沙袋固定，两腿之间以枕头等软性支撑物垫衬，患者下肢不能抬太高，避免手术时对机械臂的干扰，尿袋挂在患者腹侧。麻醉采用单腔气管插管，胸腔气腹机建立人工气胸。

切口设计一般采用三臂五孔法，1、2、3号臂孔分别在第9、6、3肋间，1号臂孔在腋后线，2号臂孔在腋中线，3号臂孔在腋中线，辅助操作孔设在第4、7肋间腋前线。

2.术中操作要点

首先充分探查胸腔。肿瘤位于后纵隔，打开肿瘤表面鞘膜，注意处理肿瘤周围的滋养血管，游离肿瘤颈部侧，游离肿瘤降主动脉侧，沿肿瘤表面游离肿瘤中间支气管侧鞘膜，继续游离肿瘤降主动脉侧鞘膜。沿肿瘤表面游离中间支气管侧肿瘤鞘膜，游离肿瘤脚侧鞘膜，注意勿损伤食管及其他纵隔脏器。继续沿肿瘤表面游离鞘膜，打开肿瘤最内层鞘膜，可以清楚看到肿瘤与鞘膜的间隙，紧贴肿瘤表面继续游离，在鞘膜内钝性游离肿瘤，继续游离鞘膜，以便肿瘤剥出。继续在肿瘤鞘膜内游离肿瘤与鞘膜之间的间隙，带孔双极镊将鞘膜轻轻提向颈侧，助手将肿瘤推向脚侧，进一步显露鞘膜与肿瘤之间的间隙，并游离。助手将肿瘤推向脊柱侧、上侧，主刀以带孔双极镊将肿瘤鞘膜提向中间支气管侧，继续游离肿瘤与鞘膜之间的间隙，可将肿瘤大部分游离。将肿瘤推向脚侧，继续游离肿瘤与鞘膜之间的间隙，游离最后粘连的部分，完整切除肿瘤。肿瘤装标本袋取出。充分止血后关胸。

（四）术后并发症及处理

机器人辅助纵隔肿瘤术后并发症与传统胸腔镜手术

相同，其中胸腺瘤相关手术最常见的并发症为重症肌无力危象，其次是肺部并发症。常见的并发症处理如下：

重症肌无力危象是胸腺瘤合并重症肌无力患者术后最常见的并发症。肌无力危象重在预防，术前调整好最适的胆碱酯酶药物剂量，对于症状较重，术后可能发生危象的全身型肌无力患者，术后适当延迟拔管或无创呼吸机辅助呼吸支持，必要时辅助激素或免疫球蛋白冲击，同时减少疼痛、睡眠、感染等因素影响。若危象发生，应在保持呼吸、循环稳定情况下，逐渐调整抗胆碱酯酶药物剂量，稳定脱呼吸机，避免反复插管加重损伤。

肺部并发症：纵隔肿瘤术后肺部常见并发症包括肺炎、肺不张、胸腔积液、呼吸功能不全或呼吸功能衰竭需要再次气管插管、呼吸机辅助通气等。机器人辅助纵隔肿瘤术后部分患者未放置胸腔引流管或引流管位置较高，双侧下胸腔可出现少许胸腔积液或液化脂肪，若不及时引流或吸收，容易出现局部外压性不张、肺炎等，应早期处理，同时建议术后早期下床活动，主动咳嗽排痰、雾化吸入，预防肺炎的发生，若出现肺炎表现，及时留置痰培养并根据药物敏感试验合理有效使用抗菌药物。

参考文献

1. Zhu P，Liao W，Zhang WG，et al. A Prospective Study Using Propensity Score Matching to Compare Long-term Survival Outcomes After Robotic-assisted，Laparoscopic or Open Liver Resection for Patients with BCLC Stage 0-A Hepatocellular Carcinoma. Annals of surgery 2022.

2. Zhu P，Liao W，Ding ZY，et al.Learning Curve in Robot-Assisted Laparoscopic Liver Resection. Journal of gastrointestinal surgery：official journal of the Society for Surgery of the Alimentary Tract 2019，23（9）：1778-1787.

3. Chong CC，Fuks D，Lee KF，et al. Propensity Score-Matched Analysis Comparing Robotic and Laparoscopic Right and Extended Right Hepatectomy. JAMA surgery 2022，157（5）：436-444.

4. Zhu P，Liao W，Ding ZY，et al. Intraoperative ultrasonography of robot-assisted laparoscopic hepatectomy：initial experiences from 110 consecutive cases. Surgical endoscopy 2018，32（10）：4071-4077.

5. 陈正军，吕倩，范世达.四孔法腹膜外机器人辅助腹腔镜前列腺根治性切除术22例报道．机器人外科学杂志（中英文），2020，1（04）：266-270.

6.ZHOU X，FU B，ZHANG C，et al. Transvesical robot-assisted radical prostatectomy：initial experience and surgical outcomes. BJU Int，2020，126（2）：300-308.

7.辛世杰，胡海地，荆玉辰.医源性血管损伤处理原则．中国实用外科杂志，2020，40（12）：1384-1387.

8.Watrowski R，Kostov S，Alkatout I. Complications in laparoscopic and robotic-assisted surgery：definitions，classifications，incidence and risk factors – an up-to-date review. Wideochirurgia i inne techniki maloinwazyjne = Videosurgery and other miniinvasive techniques 2021，16（3）：501-525.

9.Glaser L，Milad M. Bowel and Bladder Injury Repair and Follow-up After Gynecologic Surgery. Obstetrics and gynecology 2019，133（2）：313-322.

10.Xu Z，Becerra AZ，Justiniano CF，et al. Complications and Survivorship Trends After Primary Debulking Surgery for Ovarian Cancer. J Surg Res 2020，246：34-41.

11.Guerrini GP，Esposito G，Magistri P，et al. Robotic

versus laparoscopic gastrectomy for gastric cancer: the largest meta-analysis. Int J Surg, 2020, 82: 210-228.

12. Zhang K, Huang X, Gao Y, et al. Robot-assisted versus laparoscopy-assisted proximal gastrectomy for early gastric cancer in the upper location: comparison of oncological outcomes, surgical stress, and nutritional status. Cancer Control, 2018, 25 (1): 1073274818765999.

13. Obama K, Kim YM, Kang DR, et al. Long-term oncologic outcomes of robotic gastrectomy for gastric cancer compared with laparoscopic gastrectomy. Gastric Cancer, 2018, 21 (2): 285-295.

14. Shin HJ, Son SY, Wang B, et al. Long-term comparison of robotic and laparoscopic gastrectomy for gastric cancer: a propensity score-weighted analysis of 2084 consecutive patients. Ann Surg, 2021, 274 (1): 128-137.

15. Yang C, Shi Y, Xie S, et al. Short-term outcomes of robotic-versus laparoscopic-assisted total gastrectomy for advanced gastric cancer: a propensity score match-

ing study. BMC Cancer，2020，20（1）：669.

16. Tian Y，Cao S，Kong Y，et al. Short‒ and long‒term comparison of robotic and laparoscopic gastrectomy for gastric cancer by the same surgical team：a propensity score matching analysis. Surg Endosc，2021. Online ahead of print.

17. Uyama I，Suda K，Nakauchi M，et al. Clinical advantages of robotic gastrectomy for clinical stage I/II gastric cancer：a multi‒institutional prospective single‒arm study. Gastric Cancer，2019，22（2）：377‒385.

18. Li ZY，Zhou YB，Li TY，et al. Robotic gastrectomy versus laparoscopic gastrectomy for gastric cancer：a multicenter cohort study of 5402 patients in China. Ann Surg，2021. Online ahead of print.

19. 中国医师协会腹腔镜外科医师培训学院，中国抗癌协会胃癌专业委员会，中国研究型医院学会机器人与腹腔镜外科专业委员会，等.中国腹腔镜胃癌根治手术质量控制专家共识（2022版）.中华消化外科杂志，2022，21（5）：573‒585.

20. 中国研究型医院学会机器人与腹腔镜外科专业委员

会，中国抗癌协会胃癌专业委员会. 机器人胃癌手术中国专家共识（2021版）. 中华消化外科杂志，2022，21（1）：1-9.

21. Japanese Gastric Cancer Association. Japanese gastric cancer treatment guidelines 2018（5th edition）. Gastric Cancer，2021，24（1）：1-21.

22. Yang YS，Chen LQ，Yan XX，et al. Preservation versus non-preservation of the duodenal passage following total gastrectomy：a systematic review. J Gastrtrointest Surg，2013，17（5）：877-886.

23. Gertler R，Rosenberg R，Feith M，et al. Pouch vs. no pouch following total gastrectomy：meta-analysis and systematic review. Am J Gastroenterol，2009，104（11）：2838-2851.

24. Inaba K，Satoh S，Ishida Y，et al. Overlap method：novel intracorporeal esophagojejunostomy after laparoscopic total gastrectomy. J Am Coll Surg，2010，211（6）：e25-29.

25. Kwon IG，Son YG，Ryu SW. Novel intracorporeal esophagojejunostomy using linear staplers during laparo-

scopic total gastrectomy: π–shaped esophagojejunosto-my, 3-in-1 technique. J Am Coll Surg, 2016, 223 (3): e25-29.

26. Jeong O, Park YK. Intracorporeal circular stapling esophagojejunostomy using the transorally inserted anvil (OrVil) after laparoscopic total gastrectomy. Surg En-dosc, 2009, 23 (11): 2624-2630.

27. Omori T, Oyama T, Mizutani S, et al. A simple and safe technique for esophagojejunostomy using the hemi-double stapling technique in laparoscopy-assisted total gastrectomy. Am J Surg, 2009, 197 (1): e13-17.

28. Zhao YL, Su CY, Li TF, et al. Novel method for esoph-agojejunal anastomosis after laparoscopic total gastrecto-my: semi-end-to-end anastomosis. World J Gastroen-terol, 2014, 20 (37): 13556-13562.

29. Uyama I, Sakurai Y, Komori Y, et al. Laparoscopy-as-sisted uncut Roux-en-Y operation after distal gastrecto-my for gastric cancer. Gastric Cancer, 2005, 8 (4): 253-257.

30. Kanaya S, Gomi T, Momoi H, et al. Delta-shaped

anastomosis in totally laparoscopic Billroth I gastrectomy: new technique of intraabdominal gastroduodenostomy. J Am Coll Surg，2002，195（2）：284-287.

31.《近端胃切除消化道重建中国专家共识》编写委员会. 近端胃切除消化道重建中国专家共识（2020版）. 中华胃肠外科杂志，2020，23（02）：101-108.

32. Yamashita Y，Yamamoto A，Tamamori Y，et al. Side overlap esophagogastrostomy to prevent reflux after proximal gastrectomy. Gastric Cancer，2017，20（4）：728-735.

33. Kuroda S，Nishizaki M，Kikuchi S，et al. Double-flap technique as an antireflux procedure in esophagogastrostomy after proximal gastrectomy. J Am Coll Surg，2016，223（2）：e7-e13.

34. Díaz-Cambronero O，Mazzinari G，Flor Lorente B，et al. Effect of an individualized versus standard pneumoperitoneum pressure strategy on postoperative recovery: a randomized clinical trial in laparoscopic colorectal surgery. Br J Surg，2020，107（12）：1605-1614.

35. Güldner A，Kiss T，Serpa Neto A，et al. Intraoperative protective mechanical ventilation for prevention of postoperative pulmonary complications：a comprehensive review of the role of tidal volume，positive end-expiratory pressure，and lung recruitment maneuvers. Anesthesiology，2015，123（3）：692-713.

36. Müller-Redetzky HC，Felten M，Hellwig K，et al. Increasing the inspiratory time and I：E ratio during mechanical ventilation aggravates ventilator-induced lung injury in mice. Crit Care，2015，19（1）：23.

37. Kim KH，Kim MC，Jung GJ，et al. Endoscopic treatment and risk factors of postoperative anastomotic bleeding after gastrectomy for gastric cancer. Int J Surg，2012，10（10）：593-597.

38. Salam D，Din H，Gündüz A，et al. Endovascular embolization in the management of traumatic and postoperative abdominopelvic bleeding：a single-center experience. Turk J Med Sci，2017，47（4）：1144-1151.

39. Xu J，Tang B，Li T，et al. Robotic colorectal cancer surgery in China：a nationwide retrospective observa-

tional study. Surg Endosc 2021，35（12）：6591-6603.

40. Chang W，Wei Y，Ren L，et al.Short-term and long-term outcomes of robotic rectal surgery-from the real word data of 1145 consecutive cases in China. Surg Endosc 2020，34（9）：4079-4088.

41. Feng Q，Yuan W，Li T，et al. Robotic versus laparoscopic surgery for middle and low rectal cancer（REAL）：short-term outcomes of a multicentre randomised controlled trial. Lancet Gastroenterol Hepatol 2022，7（11）：991-1004.

42. Feng Q，Tang W，Zhang Z，et al. Robotic versus laparoscopic abdominoperineal resections for low rectal cancer：A single-center randomized controlled trial. J Surg Oncol 2022，126（8）：1481-1493.

43. Chang W，Liu T，Ren L，et al. A trinity technique for prevention of low rectal anastomotic leakage in the robotic era. Eur J Surg Oncol 2020，46（10 Pt B）：e47-e54.

44. Chen J，Zhang Z，Chang W，et al. Short-Term and Long-Term Outcomes in Mid and Low Rectal Cancer With Robotic Surgery. Front Oncol 2021，11：603073.

45. Yamaguchi T，Kinugasa Y，Shiomi A，et al. Learning curve for robotic-assisted surgery for rectal cancer： use of the cumulative sum method. Surg Endosc 2015，29 （7）：1679-1685.

46. Odermatt M，Ahmed J，Panteleimonitis S，et al. Prior experience in laparoscopic rectal surgery can minimise the learning curve for robotic rectal resections： a cumulative sum analysis. Surg Endosc 2017，31 （10）：4067-4076.

47. 中华医学会外科学分会结直肠外科学组，中华医学会外科学分会腹腔镜与内镜外科学组.结直肠癌手术能量器械应用中国专家共识（2021版）.中国实用外科杂志，2021.

48. Rollins KE，Javanmard-Emamghissi H，Acheson AG，et al. The Role of Oral Antibiotic Preparation in Elective Colorectal Surgery： A Meta-analysis. Ann Surg 2019，270 （1）：43-58.

49. 窦若虚，周佐霖，汪建平.结直肠癌择期手术前肠道准备方案.中华胃肠外科杂志，2022，25 （07）：645-647.

50. 中华医学会外科学分会腹腔镜与内镜外科学组，中华医学会外科学分会结直肠外科学组，中国医师协会外科医师分会结直肠外科医师委员会，等. 腹腔镜结直肠癌根治术操作指南（2018版）. 中华消化外科杂志，2018，17（9）：9.

51. 中国医师协会结直肠肿瘤专业委员会机器人手术专业委员会，中国研究型医院学会机器人与腹腔镜外科专业委员会，许剑民，等. 机器人结直肠癌手术中国专家共识（2020版）. 中国实用外科杂志，2021，41（1）：8.

52. 中华医学会外科学分会，中华医学会麻醉学分会. 中国加速康复外科临床实践指南（2021版）. 中国实用外科杂志，2021，41（09）：961-992.

53. Hohenberger W，Weber K，Matzel K，et al. Standardized surgery for colonic cancer：complete mesocolic excision and central ligation--technical notes and outcome. Colorectal Dis 2009，11（4）：354-364；discussion 364-355.

54. Heald RJ，Husband EM，Ryall RD. The mesorectum in rectal cancer surgery--the clue to pelvic recurrence. Br

J Surg 1982，69（10）：613-616.

55. 中华人民共和国国家卫生健康委员会. 中国结直肠癌诊疗规范（2020年版）. 中华外科杂志，2020，58（8）：25.

56. 王锡山. 结直肠肿瘤NOSES术关键问题的思考与探索. 中华结直肠疾病电子杂志，2018，7（04）：315-319.

57. 王锡山. 结直肠肿瘤经自然腔道取标本手术专家共识（2019版）. 中华结直肠疾病电子杂志，2019，8（04）：336-342.

58. Li S，Ai Q，Liang H，et al. Non-intubated Robotic-assisted Thoracic Surgery for Tracheal / Airway Resection and Reconstruction：Technique Description and Preliminary Results. Ann Surg. 2022 Feb 1；275（2）：e534-e536.

59. Hu D，Wang Z，Tantai J，et al. Robotic-assisted thoracoscopic resection and reconstruction of the carina. Interact Cardiovasc Thorac Surg. 2020 Dec 7；31（6）：912-914.

60. Carvalho EA，Bonomi DO，Pinho AJM，et al. Carinal resection via robotic surgery：a safe approach for select-

ed cases. J Bras Pneumol. 2020 Nov 20；46（6）：e20200118.

61.Qiu T，Zhao Y，Song J，et al. Robotic circumferential tracheal resection and reconstruction via a completely portal approach. Thorac Cancer. 2019 Feb；10（2）：378-380.

62.Jiao W，Zhao Y，Luo Y，et al. Totally robotic-assisted non-circumferential tracheal resection and anastomosis for leiomyoma in an elderly female. J Thorac Dis. 2015 Oct；7（10）：1857-1860.

63.Biere SS，van Berge Henegouwen MI，Maas KW，et al . Minimally invasive versus open oesophagectomy for patients with oesophageal cancer：a multicentre，open-label，randomised controlled trial. Lancet，2012，379（9829）：1887-1892.

64.Straatman J，van der Wielen N，Cuesta MA，et al. Minimally invasive versus open esophageal resection：three-year follow-up of the previously reported randomized controlled trial：the TIME trial. Ann Surg，2017，266（2）：232-236.

65. Wang H, Shen Y, Feng M, et al. Outcomes, quality of life, and survival after esophagectomy for squamous cell carcinoma: a propensity score-matched comparison of operative approaches. J Thorac Cardiovasc Surg, 2015, 149 (4): 1006-1015.

66. Guo X, Ye B, Yang Y, et al. Impact of unplanned events on early postoperative results of minimally invasive esophagectomy. Thorac Cancer, 2018, 9 (1): 94-98.

67. 多学科围手术期气道管理中国专家共识（2018 版）专家组. 多学科围手术期气道管理中国专家共识（2018 版）. 中国胸心血管外科临床杂志, 2018, 25 (7): 545-549.

68. 韩丁培，项捷，高涛涛，等. 机器人辅助与传统 Ivor-Lewis 食管癌根治术近期疗效的比较. 中国微创外科杂志, 2016, 16 (5): 404-407.

69. 张亚杰，韩宇，项捷，等. 机器人微创 Ivor Lewis 食管癌根治术的应用. 中国胸心血管外科临床杂志, 2018, 25 (9): 735-741.

70. 中国抗癌协会食管癌专业委员会. 机器人辅助食管切除术中国临床专家建议（2019 版）. 中华外科杂志，

2019，57（9）：641-649.

71. YOSHINO I，HASHIZUME M，SHIMADA M，et al. Thoracoscopic thymomectomy with the da Vinci computer-enhanced surgical system . The Journal of thoracic and cardiovascular surgery，2001，122（4）：783-785.

72. 黄佳，罗清泉，赵晓菁，等.胸腺瘤切除术中机器人辅助胸腔镜技术的应用.肿瘤，2009，29（08）：796-798.

73. 丁仁泉，童向东，许世广，等.达芬奇机器人手术系统与电视胸腔镜在胸内纵隔疾病手术治疗中的对比研究.中国肺癌杂志，2014，17（07）：557-562.

74. KAJIWARA N，KAKIHANA M，KAWATE N，et al. Appropriate set-up of the da Vinci Surgical System in relation to the location of anterior and middle mediastinal tumors . Interact Cardiovasc Thorac Surg，2011，12（2）：112-116.

75. 中国医师协会医学机器人医师分会胸外科专业委员会筹备组，谭群友，陶绍霖，等.机器人辅助纵隔肿瘤手术中国专家共识（2019版）.中国胸心血管外科临床杂志，2020，27（02）：117-125.

76. Gettman MT，Blute ML，Chow GK，et al. Robotic-assisted laparoscopic partial nephrectomy：technique and initial clinical experience with DaVinci robotic system. Urology. 2004 Nov；64（5）：914-8.

77. Hillyer SP，Bhayani SB，Allaf ME，Rogers CG，et al. Robotic partial nephrectomy for solitary kidney：a multi-institutional analysis.Urology. 2013 Jan；81（1）：93-7.

78. Gong Y，Du C，Josephson DY，et al. Four-arm robotic partial nephrectomy for complex renal cell carcinoma. World J Urol. 2010 Feb；28（1）：111-5.

79. Craig G. Rogers，Amar Singh，Adam M，et al. Robotic partial nephrectomy for complex renal tumors：surgical technique. Eur Urol. 2008 Mar；53（3）：514‑521.

80. Landman J，Rehman J，Sundaram CP，et al. Renal hypothermia achieved by retrograde intracavitary saline perfusion [J]. Journal of Endourology，2002，16（7）：445-449.

81. Gill IS，Abreu SC，Desai MM，et al. Laparoscopic ice slush renal hypothermia for partial nephrectomy：The

initial experience [J]. Journal of Urology, 2003, 170 (1): 52-56.

82.Janetschek G, Abdelmaksoud A, Bagheri F, et al. Laparoscopic partial nephrectomy in cold ischemia: Renal artery perfusion [J]. Journal of Urology, 2004, 171 (1): 68-71.

83.Rogers CG, Ghani KR, Kumar RK, et al. Robotic partial nephrectomy with cold ischemia and on-clamp tumor extraction: Recapitulating the open approach [J]. Eur Urol, 2013, 63 (3): 573-578.

84.Benway BM, Bhayani SB.Surgical outcomes of robot-assisted partial nephrectomy.BJU Int. 2011 Sep; 108 (6 Pt 2): 955-61.

85.Borghesi M, Brunocilla E, Schiavina R, Martorana G. Robotic partial nephrectomy: a promising treatment option for T1b and complex renal tumors Eur J Surg Oncol. 2013 Oct; 39 (10): 1167.

86.White MA, Haber GP, Autorino R, et al. Outcomes of robotic partial nephrectomy for renal masses with nephrometry score of ≥7. Urology. 2011 Apr; 77 (4): 809-

13.

87.Simone G, Gill IS, Mottrie A, et al. Indications, Techniques, Outcomes, and Limitations for Minimally Ischemic and Off-clamp PartialNephrectomy: A Systematic Review of the Literature.Eur Urol. 2015 Apr 25.

88. Petros FG, Angell JE, Abaza R. Outcomes of Robotic Nephrectomy Including Highest-complexity Cases: Largest Series to Date and Literature Review. Urology. 2015 Apr 16. (15) 00214-9

89. Gorin MA, Ball MW, Pierorazio PM, Tanagho YS, Bhayani SB, Kaouk JH, Rogers CG, et al. Outcomes and predictors of clinical T1 to pathological T3a tumor up staging after robotic partialnephrectomy: a multi-institutional analysis. J Urol. 2013 Nov; 190 (5): 1907-11.

90. Komninos C, Shin TY, Tuliao P, et al. Robotic partial nephrectomy for completely endophytic renal tumors: complications and functional and oncologic outcomes during a 4-year median period of follow-up. Urology. 2014 Dec; 84 (6): 1367-73.